AMRA

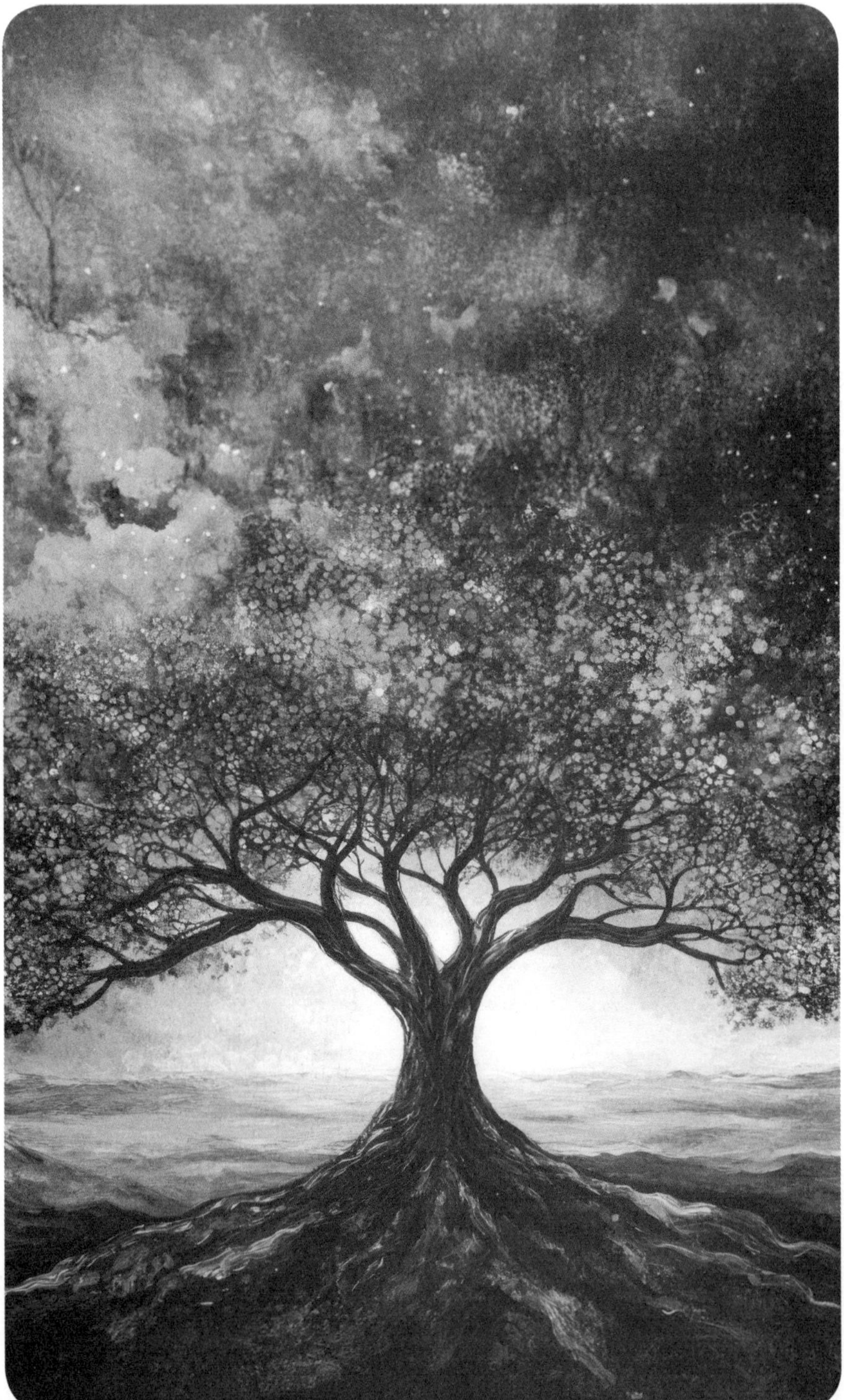

HORST KROHNE

GEISTHEILUNG IST ANSTECKENDE GESUNDHEIT

Wie Heilung durch geistige Energie funktioniert
Fakten – Hintergründe – Chancen

Vorwort von Dr. Ernst Joachim Haas

Nachwort von Michael Nagula

Überarbeitete Neuausgabe

AMRA

Besuchen Sie unseren Shop:
www.AmraVerlag.de

Ihre 80-Minuten-Gratis-CD erwartet Sie.
Unser Geschenk an Sie … einfach anfordern!

1. Auflage

Eine Neuausgabe im AMRA Verlag
Auf der Reitbahn 8, D-63452 Hanau
Hotline: + 49 (0) 61 81 – 18 93 92
Kontakt: Info@AmraVerlag.de

Herausgeber & Lektor	Michael Nagula
Einbandgestaltung	Guter Punkt
Layout & Satz	Birgit Letsch
Druck	Tschechien

ISBN Hardcover 978-3-95447-558-2
ISBN eBook 978-3-95447-559-9

Von Horst Krohne ist sonst noch bei AMRA erhältlich:
Geistheilung – Dialog mit der Seele. Überarbeitete Neuausgabe
Neue Sicht des Geistigen Heilens. Neuausgabe. Doppelter Umfang
Ich möchte wissen, um zu helfen! Wie Medialität Heilung unterstützt
Die Geistige Schöpfung des Lebens. Botschaften zur Entstehung der Welt
Die Zwölf Programme des Bewusstseins. Geistiges Heilen und Lebenssinn
Geheimnis Lebenskalender. Heilen mit dem Gedächtnis des Energiekörpers
Die Zwölf Dimensionen des Lebens. Wie unser Bewusstsein aufgebaut ist
Hausbuch der Geistheilung. Hilfe im Alltag und bei chronischen Leiden

Inhalt

Vorwort

Aufgrund der Begrenzungen, die uns die traditionelle naturwissenschaftliche Betrachtungsweise aufzwingt, wird unser Verständnis der den Menschen betreffenden wesentlichen Gegebenheiten – wie zum Beispiel körperliche Gesundheit – auf die bloßen physikalischen und biochemischen Daten reduziert. Dabei wird in aller Regel verkannt, dass alle physischen Erscheinungsformen immer auch von feinstofflichen und immateriellen Ebenen aus beeinflusst werden. Vor allem in weiten Teilen des medizinischen Bereichs wird dem Umstand, dass viele Erkrankungen psychosomatischer Natur sind und ihre Ursache in rein geistigen Dimensionen haben, bisher noch wenig Beachtung geschenkt.

Das vorliegende Buch dokumentiert die Realität des Geistigen Heilens und stellt diese Heilmethode – neben der Naturheilkunde – als eine echte Alternative zur reinen Schulmedizin vor. Es ist keinesfalls nur eine Zusammenfassung von Thesen und Fakten, die man auch der beachtlichen Anzahl bisheriger Veröffentlichungen von und über Horst Krohne entnehmen könnte. Vielmehr ist es ein in sich geschlossenes, selbstständiges Werk über Theorie und Praxis erfolgreicher Geistheilung mit einer stattlichen Reihe tiefgehender Erklärungen und Begründungen. Hierbei überzeugt vor allem die Schilderung, wie in Fällen, die sich herkömmlicher allopathischer Behandlung lange Jahre entzogen hatten oder gar von der Schulmedizin als austherapiert galten, die Ursache festgestellt und dann – manchmal sogar spontan und in Sekundenschnelle – dauerhaft Heilung herbeigeführt werden konnte.

Bei der Lektüre eines so außergewöhnlichen Buches drängt sich einem unwillkürlich die Frage auf, was den Autor zu solchen erstaunlichen Aussagen befähigt und welche Voraussetzungen wohl erfüllt sein müssen, damit etwas Derartiges überhaupt glaubwürdig vorgetragen werden kann.

Als wichtigste Prämisse, um mit überlegenem Wissen, aber auch mit der entsprechenden Autorität über die Interaktion von Seele und Körper bei der Entstehung und Heilung von Krankheiten referieren zu können, erscheint mir die nur wenigen medialen Heilern vorbehaltene Gabe, bei Bedarf jederzeit in unmittelbaren Sprechkontakt mit der eigenen Geistführung zu treten. Die bei schwierigen Fragen gelegentlich in Erscheinung tretende geistige Hierarchie ermöglicht die Beschaffung von Informationen aus hohen Bewusstseinsebenen, die sonst nicht möglich ist. Selbst das noch so verborgene Zusammenwirken von Seele und Geist kann auf diese Weise ans Licht gebracht werden. Bei Horst Krohne kam später, durch eingehendes Training, noch die Aura- und Chakrensichtigkeit hinzu. Auch die noch viel enigmatischere Möglichkeit, gelegentlich dank der Geistigen Welt mit einer Art Röntgenblick in das Körperinnere des Klienten zu schauen, wurde ihm nach einer Weile eröffnet.

Wie man inzwischen weiß, sind in aller Regel viele Jahre intensiver Bemühung vergleichsweise hoher Geistwesen erforderlich, um erstklassige Medien als Kanäle für die Geistige Welt auf die erforderliche Frequenz einzustellen – und so war es auch bei Horst Krohne.

Doch das allein reicht noch nicht aus. Es bedarf eines unermüdlichen, rastlosen Forscherdrangs, um der den Laien anfänglich verwirrenden Komplexität der Vorgänge beim erfolgreichen, sprich dauerhaften Geistheilen auf die Spur zu kommen. Die Entdeckung des Nebenchakras »Lebenskalender«, dessen Einschaltung bemerkenswerte Heilungen auslösen kann, ist hierfür ein gutes Beispiel. Die Bitte, die Horst Krohne gleich zu Beginn seiner mehr als fünfzigjährigen Forscher- und Heilertätigkeit an die Geistige Welt richtete – »Ich möchte wissen, um zu helfen« –, erhellt seine Motivation hinreichend. Erstaunlich war auch die offen gezeigte Bereitschaft des Autors, stets neu dazuzulernen und immer noch weiter zu suchen – bis ins hohe Alter von fast einundneunzig Jahren, als er, nach wie vor erfüllt von Plänen, die er umzusetzen bereit war, auf die andere Seite wechselte.

Der entschlossene Wille, mittels einer Reihe unterschiedlichster Methoden den Verursacher der Erkrankung herauszufinden, paarte sich bei ihm mit dem logischen, strukturiert arbeitenden Denkvermögen eines Mannes, der auf eine solide naturwissenschaftliche Ausbildung verweisen konnte. Dabei verstand es dieser von Natur aus äußerst kommunikative Mensch, der zudem über ein phänomenales Gedächtnis verfügte, die in der Regel recht komplizierten Zusammenhänge bei seelisch bedingten Erkrankungen auch für Nichteingeweihte und medizinische Laien einfach und auf eine leicht verständliche Weise zu vermitteln.

Es muss nicht eigens betont werden, dass es sich bei dem Autor, der sich in erster Linie als Lehrer verstand, auch um einen höchst erfolgreichen Geistheiler handelte, dessen zahlreiche, ungewöhnliche, auch schon bei verschiedenenen Fernsehsendern vor einer breiten Öffentlichkeit dokumentierten Heilerfolge die Glaubwürdigkeit und Richtigkeit der hier vorgetragenen Thesen untermauern.

Wahre Geistheilung unterliegt ewigen göttlichen Gesetzmäßigkeiten. Liebevoll dienende Geistwesen aus lichten Dimensionen sind daran beteiligt. Daher sind auch die Seiten dieses Buches von einer tiefen Gläubigkeit durchdrungen, wiewohl es sich an keiner Stelle in der nebelhaften Mystik esoterischer Worthülsen verliert. Obwohl eine erfolgreiche Heilung oft von den richtigen Glaubenssätzen des Klienten abhängig ist, wird hier wohltuende Neutralität gegenüber jeglicher religiösen Ausrichtung gewahrt.

Im Prinzip gibt es gar keine »kranke Seele«, wie sie der normale Sprachgebrauch kennt. Kernsätze wie »Betrachte niemals eine Seele als den kranken Teil, es ist nur ihre Unwissenheit … die zu Fehlverhalten führt« oder »Der menschliche Körper … hilft der Seele, Bewusstseinserweiterung an sich selbst zu erfahren. Sie lernt über den Körper … den Weg in Richtung Vollkommenheit zu finden« erläutern dies sehr nachdrücklich und zeugen von einem tiefen Verständnis für die Aufgabenstellung des individualisierten Bewusstseins beziehungsweise der temporär im polaren System eines menschlichen Körpers Erfahrungen sammelnden Seele.

Der mit feinen Strichen gezeichnete und damit sorgfältig erbrachte Nachweis, dass man aus den rein körperbezogenen Techniken der Schulmedizin heraustreten und auch das Wechselspiel des Körperlichen mit dem normalerweise unbewussten Nichtkörperlichen – also Körper, Seele und Geist – in umfassendere, erfolgreiche Heilweisen einbeziehen kann, ließ den Autor spätestens mit der vorliegenden Arbeit, die hier erneut präsentiert wird, in die vorderste Reihe der führenden *modernen* Bewusstseinsforscher vorrücken.

Sevilla, Andalusien

Dr. Ernst Joachim Haas

Geistheilung – was ist das?

Nehmen wir einmal an, Sie haben gehört, dass mit Geistheilung erstaunliche Heilerfolge erzielt werden können, und nun wollen Sie »mal schnell« wissen, was das überhaupt ist – Geistheilung. Sie machen sich also auf die Suche nach einer Definition, zum Beispiel im Internet, indem Sie den Begriff »Geistheilung« bei Google eingeben. Resultat: 215.000 Webseiten zum Thema. Wenn Sie das Gleiche mit dem englischen Begriff »Spiritual Healing« machen, ist das Ergebnis geradezu überwältigend: 2.410.000 Resultate. Ein Blick auf die kurzen Zusammenfassungen der entsprechenden Seiten sorgt dann vollends für Verwirrung. Von »Heilungen, wie Jesus sie bewirkt hat«, über Besprechen, Exorzismus, Schamanismus, Engelheilung und Reiki bis zur schlichten »Wunderheilung« ist alles dabei. Geistheilung wird offenbar nicht nur von Einzelpersonen praktiziert, sondern auch von Gemeinschaften und Bewegungen wie den Rosenkreuzern, den Anthroposophen und vielen anderen. Nachdem Sie sich all das oder auch nur einen Teil davon zu Gemüte geführt haben, sind Sie vermutlich erstaunt, verwirrt und vielleicht sogar abgeschreckt. Sie wollten eine einfache Antwort haben, eine eindeutige Definition, aber die gibt es offenbar nicht. Das liegt ganz einfach daran, dass unter dem Begriff »Geistheilung« sehr viele alternative Therapien unterschiedlichster Herkunft zusammengefasst werden. Auf der Internetseite www.psi-infos.de von Dr. Harald Wiesendanger finden wir folgende Definition des »kleinsten gemeinsamen Nenners« all dieser Therapien:

> Geistiges Heilen bezeichnet eine ziemlich große Familie von … Außenseitertherapien … Ihr kleinster gemeinsamer Nenner ist etwas Geistiges, nämlich eine *Intention*, die Absicht, einem anderen zu helfen. Allein diese Intention scheint manchmal tatsächlich auszureichen, Krankheitsverläufe günstig zu beeinflussen, auch gegen ärztliche Prognosen.

Das ist natürlich gut und auch richtig, hilft aber nicht wirklich weiter, wenn man wissen will, wie das denn nun eigentlich gehen soll mit dem Geistigen Heilen. Warum ist ein Kranker nach einer solchen Behandlung plötzlich wieder gesund? Und warum »funktioniert« es manchmal nicht?

Sollte ich einen gemeinsamen Nenner für das finden, was ein Geistheiler tut, würde ich diesen wählen: *Als Heiler tun wir nichts weiter, als die Arbeit der Seele zu unterstützen. Allerdings können wir das Wirken einer Seele nicht beeinflussen, genauso wenig, wie wir für einen Menschen leben können. Also wirken wir als Heiler »anstelle« der leidenden Seele, nehmen Anteil an deren Not und wirken dann wie ein Kanal für das Notwendige, das anschließend in die Selbstregulation des kranken Menschen einfließen kann. Der Geistheiler heilt nicht mit seiner eigenen Energie, denn die wäre schnell erschöpft. Vielmehr stellt er dem Kranken in einem veränderten Bewusstseinszustand etwas zur Verfügung, das von einer anderen Ebene kommt und durch ihn hindurch in den Kranken fließt – der allerdings bereit sein muss, es anzunehmen. Die Hilfe, die ein Geistheiler gibt, ist ansteckend, und zwar in dem Sinne, dass die meisten Seelen von der Perfektion der durch den Heiler fließenden Energie angeregt werden, im Gleichklang mit ihr zu schwingen. Dadurch wird im Unbewussten des Kranken ein Lernprozess in Gang gesetzt, der die Gesundung des Körpers beschleunigt.*

Dieses Buch ist mein Versuch, möglichst viele Hintergründe und Möglichkeiten des Geistigen Heilens darzustellen. Natürlich gibt es auch von mir keine endgültigen Antworten und natürlich bin auch ich nicht in der Lage, dieses Thema in einem Buch erschöpfend zu behandeln (noch nicht einmal in mehreren Büchern). Und damit ich gar nicht erst in Versuchung komme, sozusagen »aus dem Elfenbeinturm« über Geistheilung zu referieren, habe ich auf den folgenden Seiten unter anderem viele Fragen beantwortet, die mir als Heiler und Lehrer immer wieder gestellt wurden und noch gestellt werden. Meine Erklärungen spiegeln nicht die Ideen einer religiösen Bewegung wider, sondern künden eher von einem spirituellen Erwachen und großartigen Möglichkeiten der Heilung. Wenn Sie sich von meinen Worten nicht angezogen fühlen, können Sie sie ignorieren. Sollte der Inhalt dieses Buches jedoch eine Bestätigung Ihrer eigenen Weltsicht sein, würde es mich freuen, Ihr Denken, Ihren Willen und Ihr Herz mit Worten zu berühren.

Was ist eigentlich Geistheilung? Mit den folgenden kurzen Antworten möchte ich Ihnen das Lesen der weiteren Seiten dieses Buches ein wenig erleichtern:

- Geistheilung ist eine hochwertige Alternative zur Naturheilkunde, zur Psychologie und zur Schulmedizin. Es ist eine sanfte Methode der Heilung, die oft selbst dort noch Erfolge verbucht, wo andere Methoden sich schwertun. Geistheilung hat keine Nebenwirkungen.
- Geistheilung ist nicht einfach die Behebung von Krankheiten oder Symptomen, sondern die Beseitigung der Ursachen im Unbewussten, in der Seele.
- Geistheilung sucht die Ursache für Krankheiten in Gedanken, Gefühlen, Neigungen und Bedürfnissen sowie in unerlösten Konflikten und Schockerlebnissen, egal ob bewusst oder unbewusst erlebt und gespeichert.
- Geistheilung ist ein Überbegriff. Im Allgemeinen handelt es sich um die Arbeit mit drei verschiedenen Energien: Bioelektrizität, Biomagnetismus und Biophotonen (Licht im unsichtbaren Bereich).
- Bei der Geistheilung werden bis auf wenige Ausnahmen über Bioenergien die wesentlichen Informationen zur Selbstheilung übertragen.
- Spontanheilungen und Heilkorrekturen, bei denen Materie aufgelöst oder gebildet wird, sind die höchste Form von Geistheilung (Ausnahmen!).
- Der Geistheiler ist meistens nichts weiter als ein Kanal, der über Energien Informationen weitergibt. Diese Informationen erhält er von Geistführern, Engeln oder Ärzten aus dem Jenseits.
- Geistführer spielen eine wichtige Rolle für die Heiler, und zwar sowohl bei der Diagnose als auch bei der Heilung.
- In der Geistheilung werden zahlreiche Diagnosemethoden eingesetzt, zum Beispiel die Fähigkeit des Hellsehens,

Hellfühlens, außersinnliche Wahrnehmung sowie Ruten, Pendel und Tensore.

- In der Energiearbeit gibt es mehr als zwanzig verschiedene Heilmethoden zur Informationsübertragung. Ein großer Teil dieser Methoden wirkt über die sieben Hauptenergiezentren, die Chakren.
- Das Grundprinzip der Geistheilung ist die Anteilnahme mit Menschen beziehungsweise Einfühlung und Mitteilung. Vor der Mitteilung findet oft noch ein Abtragen von kranker Schwingung statt.
- Die Vermittlung der Heilinformation wird meistens als liebevolle Zuwendung beschrieben. Es ist nicht die Energie des Heilers, die hier zum Einsatz kommt, es ist universelle Geisteskraft oder göttliches Bewusstsein.
- Der Klient braucht nicht an Geistheilung zu glauben, er kann auch ohne den Glauben an diese Heilmethode vollständig geheilt werden. Für den Heiler ist es aber leichter, wenn auf Seiten des Klienten Glaube, Vertrauen und Hoffnung auf Heilung vorhanden sind.
- Wie in jedem Beruf gibt es auch unter Heilern Individuen mit unterschiedlicher Qualifikation. Die besten Heilergebnisse werden immer dann erzielt, wenn der Verursacher der Krankheit aufgelöst oder gemieden wird.
- Geistheilung kann jede andere Heilmethode ergänzen oder unterstützen. Sie kann auch für sich wirken, die Schulmedizin aber nicht ersetzen.
- Geistheilung ist erlernbar und kann auch ohne Berührung und über große Entfernung angewendet werden.

Arbeiten die Heiler aus Ihrer Schule mit Edelsteinen, Kristallen oder Ritualen? Spielt Schamanismus eine Rolle?

Weder eine Methode noch irgendein Hilfsmittel kann von sich aus heilen. Methoden und Hilfsmittel sind bestenfalls Verstärker. Kristalle, Rituale und schamanische Praktiken – sie alle können den geistigen Heilstrom begünstigen, vorausgesetzt, der Heiler hat einen Bezug zu diesen Hilfsmitteln. Laien glauben oft, dass den Gegenständen oder Mitteln selbst eine Heilkraft innewohnt. Es ist aber eher so, dass der Glaube und das Vertrauen des Menschen, der diese Hilfsmittel einsetzt, ihnen eine Kraft geben, die dann auch tatsächlich eine spürbare Wirksamkeit entfaltet.

Hinzu kommt noch, dass wir Menschen – und Heiler bilden da keine Ausnahme – gern etwas in den Händen haben, zum Beispiel eine Einhandrute oder ein Pendel für die Diagnose und andere Dinge für die Heilung. Das ist am Anfang auch durchaus dienlich. Später, wenn sich die Medialität des Heilers bereits entfaltet hat, sind Gegenstände und Rituale nicht mehr so sehr von Belang. Oder anders ausgedrückt: Wenn auf der Basis von Erfahrung genügend Vertrauen in die alles bewirkende geistige Kraft entstanden ist, verlieren materielle Hilfsmittel ihre Bedeutung.

Geistheilung ist Anteilnahme und Mitteilen

In der Geistheilung werden verschiedene Heilmethoden mit unterschiedlichen Ritualen, Gebeten und Energieübertragungen eingesetzt. Grundsätzlich kann man sie in zwei Gruppen unterteilen. Am häufigsten beobachtete ich bei Heilern die stille Anteilnahme und eine stille Fürbitte.

Diese Heiler bitten Gott oder die Vertreter der Geistigen Welt um Heilung, vertrauen aus ihrer Erfahrung heraus darauf, dass diese Bitte erfüllt wird, und sehen sich als Kanal für den Heilstrom. Ihre Methode ist weder beurteilend oder gar verurteilend noch diagnostizierend, sondern wird einzig getragen von dem starken Wunsch, anderen zu helfen. Aufgrund ihrer liebevollen Anteilnahme bilden sie mit dem Kranken ein gemeinsames Feld: Zwei Seelenmuster verschmelzen und die mediale Vermittlertätigkeit wird möglich.

Die mentale und spirituelle Ausrichtung dieser Heiler ist sehr unterschiedlich, aber immer ist die Liebe zu Gott, zu allen Menschen und zu anderen Geschöpfen die tragende Kraft für den Heilstrom. Durch das Einfühlen setzt der Heiler – je nach Sensitivität – seine mentalen Kräfte oder seine Chakrenkräfte ein. Manchmal fokussiert er den Heilstrom, der durch ihn fließt, zusätzlich durch Handauflegen.

In den vielen Jahren, in denen ich schon als Heiler tätig bin, lernte ich aber noch eine weitere Form der Geistheilung kennen: eine Methode, die aus dem Wissen um biologische, psychologische und soziale Gegebenheiten geboren wurde. Des Weiteren hat sich aus spirituellen und philosophischen Darlegungen über Eigenverantwortung und Reinkarnation sowie aus vielen Veröffentlichungen über Medialität, Astralwandern und Jenseitsforschungen ein neues Bild über unser Wohin und Woher ergeben. All das führte in Verbindung mit den bereits erwähnten bioenergetischen Messergebnissen bei zahlreichen medialen Heilern zu einer veränderten Betrachtungsweise. Weil ich selbst zur Gruppe dieser Heiler gehöre, möchte ich Ihnen diese »Neue Sicht des Geistigen Heilens« hier vorstellen. Doch zuvor möchte ich eines klarstellen: Wenn es zu einer heilenden Regulierung kommt, egal, mit welchen Heilmethoden, ist die Kraft der Liebe dafür verantwortlich. *Heilung ist immer und in jedem Fall Liebe!* Das Band zwischen Heiler und Klient besteht in der liebevollen Schwingung, in der Bereitschaft, sich selbst aufzugeben, um etwas anderes fließen zu lassen.

Für mich ist Leben Liebe und Licht.
Licht ist Leben und Liebe.
Liebe drückt sich in Leben und Licht aus.

Auf der Suche nach einer neuen Perspektive

Vor vielen Jahren keimte in mir die Hoffnung, dass Biologie und Schulmedizin mit ihren immer feineren Messmethoden eines Tages Daten liefern werden, die aufzeigen, dass wir Menschen doch mehr sind als Fleisch und Knochen. Inzwischen können die elektrodynamischen Prozesse unserer bioenergetischen Felder beispielsweise mithilfe der Kirlian- und Aurafotografie sichtbar gemacht werden und uns zeigen, dass wir bioelektrische und biomagnetische Prozesse von schier unglaublicher Präzision beherrschen.

Noch kann man den Geist in uns zwar nicht messen oder sichtbar machen, aber meine Vision sagt mir, dass die moderne Physik in gar nicht so ferner Zukunft hier erste Zeichen setzen wird. Immerhin sind wir schon in der Lage, das Wechselspiel zwischen Körper und Seele als Psychosomatik zu verstehen. Und für mich als Geistheiler ist es wichtig, bestimmte Energien und Informationen zu nutzen, um zu helfen, selbst wenn diese erst in der Zukunft erklärt werden können. Auch den Sinn unseres Daseins können wir noch nicht erklären, aber es scheint mir dennoch sinnvoll, alles zu unternehmen, um etwas darüber zu erfahren und auch Freunde und Bekannte dazu zu bewegen, sich zu fragen, was der Sinn unseres Lebens ist. Wenn wir den unendlich schaffenden Geist suchen und unser erhaltendes Sein und Wesen nutzen, werden wir die Wahrheit erkennen, und diese wird uns frei machen.

Aufgrund meiner langjährigen Erfahrung mit Geistheilung hatte ich oft Gelegenheit, tiefe Einblicke in die wunderbaren Kräfte des Geistes und der Seele zu bekommen und deren Wirken zu erleben. Viele dieser Erlebnisse machte ich im Zustand der Tiefenentspannung oder in leichter Trance. Die Bilder, die ich dabei sah, und die Dialoge, die ich führte, können als Einbildung, als Fantasie oder gar als Wahnvorstellungen abgetan werden, doch ich spürte, dass sich eine Wahrheit dahinter verbarg – eine Wahrheit, die nicht minder real ist als die, in der wir leben. Allerdings stimmte diese Wahrheit weder mit meiner Vorstellung von Wahrheit noch mit meinen bisherigen Lebenserfahrungen und meinem anerzogenen Wissen überein. Um ihr begegnen zu können, musste ich eine Methode finden, die nicht aus meiner, sondern aus jener Welt stammte.

So begann meine Suche nach Erklärungsmöglichkeiten für die jenseitige Wahrheit, und auf dieser Suche war ich ein aus dem Diesseitigen kommender Schüler. Glücklicherweise traf ich von Anfang an Menschen aus den unterschiedlichsten Berufen, die meine Suche unterstützten: Weisheitslehrer, Meditationslehrer, Heiler und mediale Menschen. Beflügelt durch den Gedankenaustausch mit ihnen konnte ich mich aus dem geprägten Subjekt-Objekt-Bewusstsein lösen. Und mit jedem Erlebnis, das ich im außersinnlichen Bereich hatte, konnte ich mein Bewusstsein erweitern.

Als Erstes wurde mir klar, dass wir uns alle in gewissem Maße Tag und Nacht auf der nichtkörperlichen Ebene unseres Seins bewegen und dass viele unserer Entscheidungen und Handlungen von hier aus bestimmt werden: unsere Gedanken, Erinnerungen, Vorstellungen, Träume, Imaginationen, Wünsche und vor allem unsere Gefühle, die wir intuitiv und instinktiv nutzen. Diese nichtkörperliche Ebene unseres Seins bewegt uns, ist aber gleichzeitig unbekannt beziehungsweise unbewusst.

Unsere physische Welt ist abhängig von dieser Ebene, von diesem Raum, über den wir viel zu wenig wissen. Unsere Seele, unsere geistigen Fähigkeiten sind unser wahres Ich. Als ich in Meditation lernte, meine nicht physische Realität zu erforschen, erlebte ich staunend, wie reich an Dimensionen und Möglichkeiten unser Gesamtbewusstsein ist.

In den meditativen Übungen erkannte ich, dass unser Körper bestimmte Gesetzmäßigkeiten mit der nicht körperlichen Seinsebene gemeinsam hat. Es scheint, als diene unser Körper unserem nichtkörperlichen Sein als Resonanzfeld – als sei er eine Ausdrucksform von dessen unbewusster Lebendigkeit. Aus einer anderen Perspektive wiederum zeigt sich, dass sich beide Seiten gegenseitig durchdringen, dass sie miteinander verbunden und im Gleichklang sind. Manchmal erschien es mir, als bedingten sie einander gegenseitig, und dann wieder schienen sie voneinander abhängig zu sein. Erst später erkannte ich, dass diese Wechselwirkung notwendig ist und dass sie ein Grundprinzip unserer wachsenden Lebendigkeit darstellt. Unser seelisch-geistiges Potenzial lernt über den Körper, durch den Körper und mit dem Körper. Ohne dieses Wechselspiel zwischen Körperlichem und Nichtkörperlichem oder Bewusstem und Unbewusstem gäbe es kein Lernen, keine Bewusstseinserweiterung, keine Evolution. Die Wechselwirkung, von der ich hier rede, kann auch als Psychosomatik verstanden werden und führt, wenn sie gestört ist, in die psychosomatische Erkrankung.

Es ist eine nichtkörperliche Ebene, die in eine weitere Dimension hinein reicht, die in der Meditation erfahren werden kann. Sie liegt außerhalb beziehungsweise oberhalb unserer Gedanken, Erinnerungen und Gefühle und doch auch in uns. Sprach ich zuvor von einer physischen und einer nicht physischen Wahrheit, so musste ich aufgrund weiterer meditativer Erfahrungen erkennen, dass es noch eine Dimension gibt, derer wir uns gewahr werden können. Dieses Gewahrwerden führt uns in die unendliche Dimension, in Grenzenlosigkeit und Zeitlosigkeit – Begriffe, die wir mit unserem Tagesbewusstsein weder verstehen noch akzeptieren können. Es ist jedoch möglich, sie in tiefer Versenkung zu erfahren, in Meditation. Wenn unsere nichtkörperliche Ebene nun *alles* umfasst, das ganze Universum, müsste doch auch jedes erdenkliche Phänomen erfahrbar sein, also alle gesetzmäßig ablaufenden Ereignisse. Und alle nicht nach den ewigen Gesetzmäßigkeiten ablaufenden Ereignisse müssten als Chaos, Auflösung, Not und Krankheit verstanden werden. In unserem Gesamtbewusstsein sollte daher die Möglichkeit vorhanden sein, über die nichtstoffliche Wahrnehmung Zugang zu allen erdenklichen Prozessen in uns und um uns herum zu erhalten. Eine faszinierende Idee. Ich war bereit, diesen sich abzeichnenden Weg zu gehen.

Und ich war nicht allein auf diesem meditativen Weg. Freunde mit gleichen Interessen hatten sich bald gefunden.

Wir nannten uns damals »Parapsychologische Arbeitsgruppe« und sammelten einen reichen Schatz an Erfahrungen. Zwei Jahre lang trafen wir uns einmal die Woche, tauschten Wissen aus und konkretisierten neue Aufgabenbereiche zur Erforschung der nichtkörperlichen Ebene.

Einige Zeit später lernten wir einen spirituellen Lehrer und ein Trance-Heilmedium kennen. Beide hatten, wie wir es nannten, »ein Telefon zum Jenseitigen«, also Sprechkontakt zur Geistigen Welt. Wir waren bald so fasziniert von der Möglichkeit, mit körperlosen Geistwesen zu sprechen und in tiefer Meditationstrance Krankheiten zu heilen, dass wir beschlossen, uns von erfahrenen Heilern in die Geheimnisse der außersinnlichen Erfahrungen einführen zu lassen.

Körper-Seele-Geist

An den Erfahrungen, die ich in meiner mehr als siebenjährigen Zusammenarbeit mit Geistheilern gemacht habe, möchte ich Sie nun teilhaben lassen. Doch zunächst sollten wir uns auf einen gemeinsamen Wortschatz einigen.

Wenn ich vom physischen Körper und vom Tagesbewusstsein spreche, meine ich unseren menschlichen Körper, zu dem auch unser Gehirn mit den fünf Sinnen, unser logisches Denken sowie all unsere Erfahrungen in dieser stofflichen Welt gehören. Unter den nichtkörperlichen Ebenen verstehe ich die Ebene Psyche-Seele, das Unbewusste sowie das Geistige beziehungsweise Überbewusste. Jede dieser drei Ebenen hat ihr eigenes Bewusstsein, eigene Gesetzmäßigkeiten sowie ein eigenes energetisches Informationsfeld.

Der Körper wird nervlich-bioelektrisch gesteuert, seine Wahrnehmung läuft über die fünf Sinne sowie über das Denken und Handeln ab. Die Psyche-Seele pulsiert im Biomagnetischen und wird über die Meridiane gesteuert.

Ihr stehen die gleichen fünf Sinne zur Verfügung wie dem Körper, aber sie nimmt außersinnlich wahr, was uns normalerweise unbewusst bleibt. Bewusstseinserweiterung kann allerdings dazu führen, dass uns diese Wahrnehmung bewusst wird, zum Beispiel das Hellsehen. Beide Dimensionen,

Körper und Seele, stehen in Wechselwirkung und bedingen einander ähnlich wie Elektrizität und Magnetismus: Das eine kann ohne das andere nicht sein.

Die Seele selbst ist multidimensional. Ihre psychischen Eigenschaften und Ausdrucksformen befinden sich im ständigen Austausch mit dem körperlichen Geschehen. Gleichzeitig ist sie mit dem Geist als höchste schöpferische Kraft verbunden, mit dem Allbewusstsein. Diese seelisch-geistige Beziehung hat ihre energetische Entsprechung in der Kundalini-Energie, den Chakren, Nebenchakren und Nadis.

Die Chakren sind dabei als Einfallstore des Geistes zu verstehen. Eine genauere Beschreibung der Chakren finden Sie in dem Kapitel »Das Denken auf sieben Begriffe reduzieren – was heißt das?« sowie in meinem Buch *Die Schule der Geistheilung*. Die Meridiane sind in meinem Buch *Organsprache-Therapie* ausführlich beschrieben.

Im vorliegenden Buch geht es mir jedoch hauptsächlich um die Wahrnehmung und Nutzung aller energetischen Felder des Lebens zum Zweck der Heilung.

Können Geistheilung und Schulmedizin zusammenarbeiten?

Oft werde ich gefragt: »Warum Geistheilung? Wir haben doch die Errungenschaften der modernen Medizin.« Geistiges Heilen ist aber viel mehr als eine physische oder mentale Erfahrung. Geistiges Heilen ist die Berührung der Seele des Menschen, und wenn jene von dieser Dimension erfasst wird, erwacht sie in neuen Strukturen des Lebens. Diese Ansicht steht dem, was die Schulmedizin unter Heilung versteht, diametral gegenüber. Betrachten wir beide Seiten genauer, wird uns schnell klar, welche gravierenden Unterschiede bestehen. Wir arbeiten mit der Seele.

Unser modernes Gesundheitswesen, in dem die pharmazeutische Industrie eine wichtige Rolle spielt, lehnt das Geistige Heilen mit der Begründung ab, es sei nicht wissenschaftlich fundiert. Aber sollte man sich nicht auch fragen, ob eine rein auf den physischen Körper bezogene Medizin das erbringen kann, was sie zu erbringen verspricht? Wenn wir die Fragen »Warum wird ein Mensch krank?« oder »Wie entsteht eine Krankheit?« rein auf den Körper bezogen zu beantworten versuchen, scheint Krankheit oft etwas Zufälliges zu sein. Ist unser Immunsystem zu schwach, können Viren, Bakterien und andere Mikroorganismen uns überwältigen. Sind Organe, Muskeln oder Bänder nicht stark genug, leiden wir darunter. So gesehen sind wir schlichtweg Opfer, Opfer der Vererbung, der Umwelt oder sonstiger Umstände, einem sinnlosen Schicksal hilflos ausgeliefert. Wenn in unserem Körper etwas nicht funktioniert, werden wir wie defekte Maschinen behandelt, und wenn es sein muss, wird das nicht funktionierende Teil einfach ausgetauscht. Auch wenn innerhalb dieses Systems durchaus Erfolge erzielt werden können, werden die Menschen offenbar nicht gesünder. Die Arztpraxen sind voller Klienten, und alles ist kaum noch zu bezahlen.

Meine Erfahrung als Geistheiler sagt mir: Solange man der Ansicht ist, dass sich Krankheiten einzig im Körper abspielen und solange die Psyche, die Seele und das Geistige nicht mit einbezogen werden, kann Heilung nur begrenzt geschehen. Weil dies von vielen Therapeuten erkannt wurde, konnten sich neben der Schulmedizin andere Heilweisen entwickeln, die den Raum nutzen, den die Schulmedizin nicht erreicht und auch gar nicht erreichen will.

Das eigentlich Sinnvolle an der Heilung werden wir erst dann erfahren, wenn wir bei uns selbst anfangen. Unsere größte Schwierigkeit dabei ist, dass die moderne Erziehung überall auf der Welt hauptsächlich darauf abzielt, uns zu reinen Technikern zu machen. Wir lernen, wie man Straßen und Brücken baut, wie man Autos lenkt, Computer benutzt und andere elektronische Apparate mit vielen Tasten, Hebeln und Knöpfen steuert. Doch über all diesen Technologien vergessen wir, dass wir Menschen sind. Wenn uns außerdem noch oft genug ausgeredet wird, dass wir heilendes, sich selbst regulierendes, Leben spendendes Bewusstsein sind, glauben wir irgendwann nicht mehr daran und werden, wenn wir in Not und Krankheit einfach nur noch den verzweifelten Wunsch haben, wieder gesund zu werden, vieles akzeptieren – besonders, dass Hilfe ausschließlich vom Arzt und von Medikamenten kommen kann. Das Unangenehme an dieser Einstellung ist, dass der Klient, der die Ursache seiner Krankheit dem Zufall, dem Schicksal zuschreibt, keine Chance hat, seine Problematik zu erkennen. Er ist seiner Einstellung und somit seiner Krankheit ausgeliefert. Diese passive Grundhaltung führt in die Abhängigkeit – »Bitte heilt mich!« – und lässt keine evolutionäre Bewusstseinserweiterung zu.

Die Neue Sicht des Geistigen Heilens

Jahrelang beobachtete ich Heiler und ihre Klienten und musste erkennen, dass viele Heilungen nur vorübergehend waren und die Klienten nach einiger Zeit wieder unter der gleichen oder einer anderen Krankheit litten. Die Frage, warum sich hier dauerhaft Heilung einstellte, während sie dort nur vorübergehend oder gar nicht zu erzielen war, beschäftigte mich sehr. Augenscheinlich war keine Abweichung in den Bemühungen der Heiler auszumachen und auch nicht in der Akzeptanz der Klienten. Was also steckte dahinter? Waren Schicksal und Karma dafür verantwortlich oder gar pure Zufälle? Verwirrend war auch, dass diese unterschiedlichen Heilergebnisse bei gleichen Krankheiten auftraten. Alle meine Bemühungen, diesem Phänomen auf den Grund zu gehen, führten zu dem Schluss, dass ich mit logischen Betrachtungen allein hier nicht weiterkommen würde.

Zu der Zeit entwickelten sich meine außersinnliche Wahrnehmung, meine Aurasichtigkeit sowie meine Fähigkeit, organische Fehlfunktionen und Meridianenergie wahrzunehmen. Etwas später kam noch die Chakrensichtigkeit hinzu. Außerdem machte ich Messungen mit den Instrumenten der

Radiästhesie, der Kirlianfotografie und der Terminalendpunkt-Diagnostik nach Dr. Voll.

Trotz vielseitiger Betrachtungen und tatkräftiger Unterstützung durch mediale Heiler hat es Jahre gedauert, bis sich gute Erklärungen über die unterschiedlichsten Heilerfolge ergaben. Und ohne meine eigene mediale Entwicklung wäre alles nur Stückwerk geblieben. Erst jahrelange Erfahrungen mit außersinnlichen Betrachtungen der verschiedensten bioenergetischen Felder, und vor allem die Durchsagen meiner Geistführer, erbrachten eine brauchbare Erklärung für so unterschiedliche Heilungserfolge. Gleichzeitig wurde erkennbar, dass sich der Erfolg beim Geistigen Heilen noch steigern lässt, wenn jeweils ganz individuell auf das Problem des Klienten eingegangen wird. Routinebehandlung ist ein falscher Weg. Mehr als die Hälfte aller Klienten muss beraten werden, und der Hintergrund der Erkrankung sollte stets aufgezeigt werden. Es hat sich gezeigt, dass die Heilchancen wesentlich größer sind, wenn der Klient weiß, warum er leidet.

Bedauerlicherweise liegen mehr als achtzig Prozent der Faktoren, die eine Krankheit verursachen, im Unbewussten. Es ist das weite Feld der Neigungen, der Bedürfnisse, der Verhaltensweisen, der falschen Glaubenssätze, der Angst und von vielem mehr, das hier seine Wirkung zeigt.

Zu diesem Thema bekam ich von meinem Geistführer bereits früh eine Erklärung geliefert:

Du kannst davon ausgehen, dass alles Tragische von drei Wesenszügen ausgeht: Bedürftigkeit (Gier, Besitzstreben), Erwartung (Hoffnung, sich auf andere verlassen), Eifersucht (Besitzverteidigung, Geiz).

Nach dieser Durchsage begann ich mich mit Energiemustern zu beschäftigen und stellte mir zum Beispiel die Frage: Wie *zeigt* sich Eifersucht? Gibt es ein Muster?

Zu meinem großen Erstaunen stellte ich fest, dass es bei Eifersüchtigen sehr große energetische Unterschiede gab. Bei einigen Menschen war ein rotes Glühen im Wurzelchakra zu beobachten, das auch in andere Energiebereiche abstrahlte, während bei anderen keinerlei Abstrahlungen sichtbar waren. Ähnlich war es bei aggressiven und auch bei depressiven Verhaltensmustern: Die Energiephänomene waren bei verschiedenen Menschen mit den gleichen Symptomen vollkommen unterschiedlich. War dies ein Hinweis auf unterschiedliche Heilerfolge? War die Regulierbarkeit bei gleichen Symptomen von unterschiedlichen energetischen Informationen abhängig? Je weiter ich in die energetischen Muster von Körper, Seele und Geist eindrang, umso mehr Fragen stellten sich mir. Waren meine »Erwartungen« vielleicht falsch?

Wenn dem so war, musste ich wohl um Hilfe bitten. Auf diese Bitte hin erhielt ich von meinem Geistführer eine Lektion, und ich verstand den Zusammenhang.

Wenn wir in der »Bedürftigkeit« sind und um Gaben bitten, sollte die Bedürftigkeit begründet sein. Wenn eine Bitte – und dazu gehören auch Gebets-Fürbitten – nicht begründet wird, gibt es selten Hilfe. Ich entwickelte daraufhin eine Formel, die seitdem in vielen Fällen brauchbare Antworten erbrachte. Sie lautet: »Ich möchte wissen, um zu helfen.« So fragte ich meinen Geistführer auf der Suche nach Erkenntnissen: »Sind meine Betrachtungsweise und meine Erklärung der bioenergetischen und seelischen Energiemuster falsch? Ich möchte es wissen, um besser helfen zu können.«

Das, was du siehst und analysierst, ist nur ein Teil des Ganzen, denn du kannst den Geist nicht sehen, und Leben ist Geist. Macht euch bitte bewusst: Ihr seid keine Menschen, die spirituelle Erfahrungen machen, sondern spirituelle Geistwesen, die menschliche Erfahrungen machen. Eure geistigen Fähigkeiten sind alle gleich, nur eure menschlichen Erfahrungen sind sehr unterschiedlich.

»Hat das vielleicht etwas mit der Anzahl der Inkarnationen zu tun?«, erkundigte ich mich.

Nach eurer irdischen Betrachtungsweise ja, aber von eurer geistigen Seite aus nein.

»Kannst du mir das genauer erklären?«

Das, was du nicht wahrnehmen kannst, ist der geistige Teil eines Menschen, der schon immer war und immer sein wird. Euer Geist war und wird immer ein Teil des Allumfassenden sein. Dieser allumfassende Teil, ihr könnt ihn Gott nennen, ist das wahre Leben in euch. Aus dem allumfassenden Geist, an dem ihr teilnehmt, wurde eure Seele erschaffen, und mit ihr macht ihr viele Erfahrungen in den verschiedenen Erscheinungsformen der Schöpfung, mehr oder weniger bewusst. Nicht nur auf der Erde und nicht nur in Lebensbereichen, wie ihr sie kennt. Die Erde ist für euch nur eine besondere Epoche. Eure Seelen haben, so wie ihr es versteht, wohl unterschiedliche Menschen-Erfahrung, können aber gleichzeitig ein großes Wissen aus anderen Erscheinungsformen in sich tragen.

»Wenn ich dich frage und deine Antworten höre, kommuniziert dann meine Seele oder mein Geist mit dir?«

Es ist beides. Ich als dein Geistführer kommuniziere stets mit deinem Geist, und deine Seele vermittelt es dann an deine irdische Wahrnehmung.

»Das ist ein Umweg. Könntest du auch direkt zu meinem irdischen Verstand sprechen?«

Nein, nur deine Seele, die mit einem Teil fest im Geist verankert ist und gleichzeitig deinen Körper belebt, kann deinen irdischen Verstand erreichen.

»Das führt mich unwillkürlich zu meiner ursprünglichen Frage zurück. Ist meine Betrachtungsweise der bioenergetischen Muster dann vielleicht falsch?«

Als Heiler kannst du einen Menschen nur dann in seiner Krankheit verstehen, wenn sich dein Denken auf sieben Begriffe reduziert. Es sind die Chakren, die Einfallstore des Geistes. Verstehe die Chakren als Sitz der Seele. Durch oder über die Chakren vermittelt die Seele zwischen Geist und Körper und wieder zurück vom Körper zum Geist. Um deine Frage weiter zu beantworten: Betrachte niemals die Seele als den kranken Teil, es ist nur ihre Unwissenheit bei der sehr schwierigen Arbeit, die zu Fehlverhalten führt. Betrachte die Seele als den auf Vollkommenheit ausgerichteten Teil eines für euch unvorstellbar großen Schöpfungsplans aller Seelen. Betrachte die Bemühungen der Seele in den

Chakren und korrigiere hier mit meiner Hilfe. Als Heiler zeige den Seelen in der Krankheit den Weg und bedenke immer: Jede Not und Krankheit, selbst das Böse, ist Unwissenheit. Ich sage dir: Wer einen Kranken verurteilt, irrt sich. Wer einem Kranken hilft, irrt nie.

Die Erklärung für unterschiedliche Heilerfolge ist also in den sieben Chakren zu suchen. »Betrachte die Bemühungen der Seele in den Chakren«, lautete eine Aussage meines Geistführers. Nun sind Bemühungen nichts Vollkommenes, sondern besagen, dass die Seele Mühe hat.

Wenn man Leistung und Können eines Menschen beurteilen will, führt der schnellste Weg zur Erkenntnis über das, was er nicht kann. In meine Beurteilung eines Mitarbeiters schrieb ich vor vielen Jahren: »Herr M. ist keine gute Fachkraft, aber er bemüht sich, eine zu werden.« Träfe das bei unseren Seelen genauso zu wie im wirklichen Leben, könnte man in der Chakrendiagnostik ganz andere Wege gehen.

Wenn ich die Chakren daraufhin untersuche, was sie nicht können, sollte ich die richtigen Antworten bekommen. Leidet ein Mensch an einer therapieresistenten Krankheit, fehlt es seiner Seele offenbar an Erfahrung und Können, um diese Krankheit auszuheilen. Sie kann weder mit gut gemeinten Worten noch mit Heilmitteln oder anderen Heilinformationen etwas anfangen. Könnte dies ein Hinweis auf eine chronische oder gar unheilbare Krankheit sein?

Bei vielen meiner Klienten waren in einem oder mehreren Chakren starke Ausfälle oder Abweichungen festzustellen, die dazu geführt hatten, dass sie sich nun auf einem entsprechenden Leidensweg befanden. Nachdem sie behandelt worden waren, waren alle Energiefelder zunächst wieder in bester Ordnung, und normalerweise hätte sich ihr Zustand verbessern sollen. Doch die Klienten kamen wieder, und zwar in genau dem gleichen energetischen Zustand wie vor der Behandlung. Selbst zwei, drei weitere Behandlungen brachten keine Verbesserung. Solche Klienten stellen für jeden Therapeuten eine psychische und mentale Belastung dar. Man hilft, es scheint zu wirken, doch schon nach wenigen Stunden oder Tagen ist alles wieder beim Alten.

Grundsätzlich könnte man dann sagen, dass der Verursacher der Krankheit noch nicht erkannt oder neutralisiert worden ist, dass er also weiterwirkt und den Klienten immer wieder in die Krankheit zurückführt. Doch oft genug hat der Verursacher gar nichts mit den äußeren Einflüssen zu tun, sondern liegt im Bewusstsein des Kranken selbst.

Der Grund ist etwas, was ich als Unwissenheit der Seele bezeichne. Die Seele kann in keinerlei Hinsicht Heilung annehmen, weil sie nicht weiß, wie sie die Heilinformation zur Selbstregulation einsetzen muss. Bei solchen Menschen ist die Krankheit ein Lernprozess, vergleichbar einer schweren Infektion, bei der kein Antibiotikum mehr hilft und der Mensch nur überlebt, wenn sein Immunsystem es schafft, den Erreger zu überwinden. Die Fürbitte ist die letzte Chance, die wir Heiler diesen Austherapierten bieten können.

In fast allen östlichen Weisheitslehren wird von der mystischen Zahl Sieben gesprochen, von sieben Schritten der Reinigung und Wandlung. Übertragen auf unsere sieben Chakren bedeutet dies: Aus dem Geist manifestiert sich über die Chakren das Leben. Unsere Seele als Vermittler wandelt den geistigen

Ausdruck des Lebens in bioenergetische Information um. Leben ist Wandlung zwischen Diesseits und Jenseits. Leben ist aber auch Anpassung, eine ständige Anpassung an die sich immer wieder verändernden Zustände. Sich immer wieder anzupassen und dabei immer Neues hinzuzulernen ist sozusagen das Programm des Lebens, die Evolution. Betrachten wir erfolglose Heilungsbemühungen aus diesem Blickwinkel, dann wäre das Innehalten im Heilungsprozess keine Stagnation, sondern eher ein Lern- und Anpassungsprozess. Daraus ergibt sich: Krankheit ist und bleibt ein Lernprozess. Auch jede Krankheit, die gründlich und voller Leid gelebt wird, ist ein Schritt in Richtung Vollkommenheit. Die Einzigartigkeit der menschlichen Seele und die unterschiedlichen Aufgaben, die sie während ihrer Bewusstwerdung bewältigen muss, lassen Heilung zu oder eben nicht. Lernprozesse und die damit verbundene Bewusstseinserweiterung können nicht einfach weggeheilt werden. Ich möchte Ihnen das an zwei Fallbeispielen erklären, dem einer leidenden Seele und dem einer Seele, die den Sinn einer Aufgabe nicht erkannte.

Häufig heilte ich in einer schulmedizinischen Praxis. Die Ärztin, die hier praktizierte, war sehr an den Möglichkeiten interessiert, die Geistheilung für jene ihrer Patienten bereithält, die auf eine schulmedizinische Behandlung nur schwach oder gar nicht ansprechen. Einige ihrer Patienten hatten sich bereit erklärt, sich unter ihrer Aufsicht von einem Heiler behandeln zu lassen. Für mich, und ich kann sagen auch für die Ärztin, brachten diese Fälle äußerst wichtige Erkenntnisse darüber, wann und wie die Geistheilung schulmedizinische Behandlungen ergänzen kann.

Einer ihrer Patienten war ein 45-jähriger Mann, der einen langen Leidensweg hinter sich hatte. Er litt seit zwei Jahren an Magenschmerzen, hatte viele Untersuchungen über sich ergehen lassen, war am Ende ohne ein konkretes Ergebnis wieder bei seiner Hausärztin gelandet und stand nun vor mir. Ich wusste, dass er in einer großen Firma Abteilungsleiter war und ein hohes Einkommen bezog. Das Verhältnis zu seiner Frau und seinen zwei Kindern war gut. Zufrieden und glücklich lebten sie in einem schuldenfreien Haus und hatten offenbar auch keinerlei Probleme mit Nachbarn oder Angehörigen, was alles noch rätselhafter machte. Wo konnte der Verursacher seiner Beschwerden wohl zu finden sein? Auch an der Ernährung konnte es nicht liegen, denn selbstverständlich hatte er die bereits umgestellt.

Für mich war klar: Wenn weder die Schulmedizin noch die Psychologie oder die Ernährungswissenschaft einen Verursacher ausfindig machen konnten, lag das nicht an der Unfähigkeit der entsprechenden Therapeuten, sondern vielmehr daran, dass das gesundheitliche Problem dieses Mannes in einem Feld zu suchen war, das nicht von den genannten Disziplinen abgedeckt wurde. Ergänzend möchte ich sagen, dass er ein sehr gläubiger Mensch war.

Er saß also vor mir, und ich betrachtete seine Energiefelder und seine Aura. Da waren einerseits kräftige Farben zu sehen, die auf Energie und Leistungswillen hindeuteten, gleichzeitig aber auch dunkle Schatten wie bei einem im Grunde recht traurigen Menschen. Mir kam sofort in den Sinn, dass hier jemand mit Vollgas und angezogener Handbremse fährt. Das orangerote Glühen in seinem Milzchakra erinnerte mich an heiß gelaufene Bremsscheiben.

Ich fragte ihn: »Warum sind Sie unglücklich?«

»Woher wissen Sie, dass ich unglücklich bin?«, fragte er zurück, und dann gab er zu: »Ja, ich bin unglücklich.«

Ich erklärte ihm, was ich sah und empfand: »Sie sind ein fleißiger und ehrgeiziger Mensch, der viel mehr erreicht hat als andere unter gleichen Bedingungen. Und jetzt sind Sie in einer hervorragenden Position, die aber kein Streben nach vorn mehr zulässt. Sie fühlen sich wie in einer Sackgasse.«

In dem nachfolgenden Gespräch wurde meine Ansicht bestätigt. »Wenn Sie mitmachen«, sagte ich dann, »kann ich Ihnen helfen. Ich werde die Bremse lösen, und Ihr Leistungswille wird wieder frei sein. Sie werden wieder bereit sein zu lernen und zu wirken – und Ihre Bauchschmerzen werden ganz von selbst verschwinden. Ihre Seele will in diesem Leben mit überdurchschnittlichem Leistungswillen glänzen. Geben Sie Ihre festgefahrene Position auf. Sie finden eine neue, wahrscheinlich bessere, wenn Sie aus Ihrem vermeintlichen Gefängnis ausbrechen.«

Nachdem ich die energetischen Strukturen in seiner Aura und in den Chakren ausgeglichen hatte, waren die Bauchschmerzen plötzlich weg. Wie ich später von der Ärztin erfuhr, hat er meinen Rat tatsächlich befolgt und seine Position verändert. Die Bauchschmerzen waren nie wiedergekommen. Jetzt könnte man natürlich sagen, dass ihm auch ein Psychotherapeut diese Empfehlung hätte geben können. Das ist zwar richtig, aber wahrscheinlich hätte er diesen Rat nicht erfolgreich umsetzen können.

Meiner Erfahrung nach besteht der befreiende Aspekt nämlich in der Regulierung der bioenergetischen Felder, der unbewussten Seelenmuster. Nur wenn alle Seelenmuster unverzerrt zur Verfügung stehen, herrschen Frieden und Harmonie im Bewusstsein. Nur dann hat man die Freiheit, sich in Richtung Selbstverwirklichung zu bewegen.

Schauen wir uns einen anderen Fall an. Eine Frau von achtundvierzig Jahren bat mich um Hilfe, weil sie sich einer Hüftoperation unterziehen sollte, vor der sie große Angst hatte. Ihr linkes Hüftgelenk war so stark durch Arthrose geschwächt, dass es ihr kaum noch eine Bewegung erlaubte. Alle anderen Gelenke waren jedoch beschwerdefrei und auch sonst erfreute sich die Dame guter Gesundheit und angenehmer Lebensumstände. Sie war mit einem Fabrikanten verheiratet und hatte zwei erwachsene Söhne. Ihre Energiemuster jedoch waren, abgesehen von einer dunklen Stelle in der linken Hüfte, von widersprüchlicher Farbigkeit. Zwischen den roten Energien des Wurzelchkras und den violetten des Stirnchakras brodelte es. Diese roten und violetten Turbulenzen überdeckten vor allem die Energien des Herzchakras. Ich fragte sie, welche Probleme sie habe und worüber sie sich Gedanken mache, aber es war nichts von ihr zu erfahren. Also begann ich, ihre Hüften zu behandeln, und bat meine geistige Führung um Heilenergie, aber der Heilstrom blieb aus. Als ich nach dem Grund fragte, bekam ich die Antwort:

> *Es ist ihr selbst auferlegtes Karma, weil sie keine Schritte unternommen hat, obwohl ihr Lebenssinn danach verlangt hätte. Deswegen dürfen wir nicht heilen.*

Als ich der Klientin sagte, ihr werde keine Heilung gegeben, weil es einen tieferen Grund für ihre Beschwerden gäbe, war sie bereit, mit mir über die Hintergründe zu sprechen. Sie lebte in einer kleinen Stadt, wo ihr Mann und sie, weil sie vielen Menschen in der Fabrik Arbeit gaben, sehr bekannt waren. Sie fühlte sich als Unternehmerfrau dazu berufen, gute moralische Werte zu repräsentieren.

Eines Tages sagte ihr Mann, er wolle sich scheiden lassen, weil er sich in seine Sekretärin verliebt habe. Doch sie lehnte die Scheidung kategorisch ab, und zwar mit der Begründung, die beiden Söhne – zehn und elf Jahre alt – brauchten Vater und Mutter, eine intakte Familie. Und außerdem, was würden die Leute sagen! Wenn die Söhne volljährig seien, fügte sie hinzu, könne man über eine Scheidung sprechen. Ihr Mann brach die Beziehung zu seiner Sekretärin jedoch nicht ab. Im Gegenteil, er verbrachte seine gesamte Freizeit und auch den Urlaub mit ihr. Und seine beiden Söhne hielten zu ihm, was ihre Mutter besonders ärgerte. So vergingen die Jahre. Mittlerweile wusste der ganze Ort von dem Verhältnis, und als die Söhne volljährig wurden, bat ihr Mann nochmals um die Scheidung, aber auch dieses Mal lehnte sie ab. Kurze Zeit später degenerierte ihr Hüftgelenk.

Jetzt machten die von mir wahrgenommenen Energiemuster Sinn. Hier bekämpfte das Stirnchakra den freien Willen des Wurzelchakras, und weil es dabei auch um verletzte Liebe ging, war das Herzchakra – das Heilzentrum – blockiert. Weil der Kopf, der Stolz dieser Frau, nicht zulassen wollte, dass sie bestimmte Schritte ging, musste sie genau dies nun über den Körper, mit dem Körper und durch den Körper erfahren. Schritte, die sie nicht zuließ, ließ nun ihr Körper nicht mehr zu. Allerdings hatte ich keine Antwort auf die Frage: Wie kann ich helfen, welche Möglichkeiten gibt es? Also ging ich in Trance und fragte meinen Geistführer. Dessen Antwort war eindeutig:

Jeder Mensch, jede Seele muss in mehreren Reinkarnationen ihre Erfahrung mit Trennungen sammeln. Ihr Mann, ihre Söhne und auch sie wollten in diesem Leben Trennungen durchleben. Besonders die Seelen der Söhne wollten durch die Trennung von Vater und Mutter ihre speziellen Erfahrungen machen. Dazu ist es durch die Unnachgiebigkeit der Mutter nicht gekommen, und beide Söhne müssen nun in einem weiteren Leben auf diese Erfahrung warten. Als die Seele der Mutter das erkannte, hat sie sich diese Funktionsstörung zugelegt.

Auf meine Frage, ob man hier denn überhaupt nichts machen könne, erhielt ich die Antwort:

Es gibt eine Möglichkeit. Wenn sie sich bei ihrem Mann und den beiden Söhnen entschuldigt und sie um Verzeihung bittet, wird die notwendige Operation besonders günstig verlaufen. Das wäre die einzige Möglichkeit, eine selbst auferlegte Strafe abzumildern.

Und mir wurde noch gesagt:

Reguliere mit unserer Hilfe alle malignen Energiemuster, damit sie die Kraft hat, die nötigen Schritte zu gehen.

Wenige Wochen später rief sie an und teilte mir mit, die OP sei zum Erstaunen der Ärzte sehr erfolgreich verlaufen und sie könne jetzt wieder ganz normal gehen. Ja, und die Scheidung habe sie ebenfalls eingereicht. Ich sagte ihr noch: »Betrachten Sie die Narbe von dieser Hüftoperation wie einen Orden, eine Auszeichnung für Ihre Leistung, den richtigen Schritt gegangen zu sein, wenn auch spät.«

Beide Fälle, obwohl in der Thematik sehr unterschiedlich, haben eines gemeinsam: Das Tagesbewusstsein war nicht in der Lage, die im Unbewussten liegenden Hintergründe der Funktionsstörungen zu erkennen, und so blieb das Problem trotz vieler Behandlungen bestehen.

Die Erfahrungen mit den beiden Klienten, die ich auch in vielen anderen Fällen gemacht habe, bestätigen: Erst wenn die Schwingungen der Energiefelder, der Chakren, der Meridiane und der Aura durch gezielte Energieübertragung angehoben werden, ist die Seele, das Unbewusste, fähig, neue Erkenntnisse zu entwickeln. Das Alltags-Ich oder Tagesbewusstsein erhält durch die »höhere Unterstützung« die Möglichkeit, in einen anderen Bewusstseinszustand zu wechseln. Das Resultat ist Transformation, und schon tritt die bis dahin verborgene Wirklichkeit des Lebenssinns hervor.

Im ersten der oben geschilderten Fälle erkannte die Seele im Licht der angehobenen Chakrenenergie ihre eigene Stärke und ihren Leistungswillen, löste die Verkrampfung, die sie bisher auf den physischen Körper übertragen hatte, und konnte nun die Bedürfnisse, die sie in dieses Leben mitgebracht hatte, auf einmal alle wieder erfüllen.

Im zweiten Fall sehen wir ein sehr häufiges Phänomen: Fehlfunktion, Krankheit oder Leid durch Versprechungen, Schwüre, Flüche, Banne und Verteufelungen.

Im Alltag nehmen wir meistens gar nicht wahr, wie wir von unseren eigenen oder fremden Schwüren und Flüchen beeinflusst werden. Egal, wie lange es her ist, dass ein solcher Schwur ausgesprochen wurde, auf der Ebene der Seele hat er zeitlich unbegrenzt Bestand und zeigt seine Wirkung. Er hält so lange an, bis ihm jemand bewusst begegnet und ihn kraft seiner Intention auflöst. Mithilfe des Geistes bekommt der Leidende früher oder später Gelegenheit, einen solchen Schwur aufzulösen oder die Situation dahingehend zu verändern, dass das Bestmögliche geschieht.

Es gibt aber durchaus Menschen, deren alte Geschichten so heftig und bestimmend in ihr Körperliches hineindrängen, dass sie dort einen nicht mehr heilbaren Zustand erzeugen, zum Beispiel, wie in dem oben geschilderten Fall, eine ganz und gar degenerierte Gelenkpfanne.

Was sind Besetzungen?

Als Heiler begegnen wir immer wieder Menschen, die von sich behaupten, eine oder mehrere Besetzungen zu haben, oder denen dies von anderen gesagt wird.

In den vielen Fällen dieser Art, mit denen ich es zu tun hatte, habe ich jedoch nicht eine einzige Besetzung gefunden. Was wie eine solche aussah, waren meistens selbst auferlegte Abwehrmechanismen auf Schwüre oder Verwünschungen, die dann als Realität gelebt wurden. Es handelte sich im wahrsten Sinne um eingebildete Fremdattacken, die oft mit äußerst negativen Abwehrgedanken und Absichten einhergingen und in eine Art Selbstzerstörungsprozess mündeten. War dieser noch nicht so weit fortgeschritten, konnte er im Licht der Chakrenenergie relativ leicht mit Liebe und Vergebung aufgelöst oder zumindest aufgehalten werden.

Klienten, wie ich sie gerade beschrieben habe, weisen eine ganz bestimmte Energiestruktur im Hals- oder Stirnchakra auf. Meistens sind es schwache rechtsdrehende oder sehr unrunde, flackernde, linksdrehende Muster im Halschakra. Ein Mensch mit dieser Energiestruktur ist kaum in der Lage, bewusste oder außersinnliche Wahrnehmungen richtig zu deuten. Er bekommt im wahrsten Sinne des Wortes alles in den »falschen Hals«. Sind die energetischen Wirbel im Stirnchakra besonders auffällig wahrnehmbar – meistens als Farbunterschiede zwischen vorn und hinten –, und zeigen sie sich auch in Kommunikationsstörungen zwischen bewusst und unbewusst, so erzeugen sie oft Angst, weil das Wirkliche und das Unwirkliche dann nicht mehr auseinandergehalten werden können. Besonders tragisch wirkt es sich aus, wenn beide Chakren – Hals und Stirn – betroffen sind und dadurch Fehlinformationen auf einer hohen Bewusstseinsebene auslösen. Die Probleme können sich bis hin zu chaotischen Bewusstseinsstörungen entwickeln, die oft auch eigenwillige schizophrene Formen annehmen.

Kommunikationsstörungen zwischen einzelnen, aber zum Ganzen notwendig gehörenden Feldern bewirken, dass Teile abgespalten werden, die zuvor ein selbstverständlicher Bestandteil des Ganzen waren und dies immer noch sind. Doch weil die Verbindung zum Ganzen verloren gegangen ist, können sie nun als etwas Fremdes wahrgenommen werden. Der Klient glaubt an Fremdeinwirkung, und hellsichtige Betrachter sehen die nicht mit dem Ganzen verbundenen Energiemuster als Besetzungen an.

Aus Sicht der Geistheilung können diese abgespaltenen Energiemuster nur dann wieder integriert werden, wenn die ihnen entsprechende Ebene erfasst werden kann. Auf der körperlichen Ebene äußern sie sich meistens als lokale Degenerationen, ähnlich wie bei der Klientin, bei der ein Hüftgelenk degeneriert war, obwohl sie sich allgemein guter Gesundheit erfreute. Weil sich Körper, Seele und Geist gegenseitig bedingen, kann sich eine Abspaltung von energetischen Strukturen auf einer bestimmten Ebene oder auf allen Ebenen gleichzeitig zeigen. Am häufigsten entsteht dabei Angst. Nach meiner langjährigen Erfahrung ist Angst eine Kraft, die mehr als die Hälfte aller Krankheiten mitverursacht.

Auf der seelischen Ebene werden abgenabelte Teile des Ganzen als Verlorensein erlebt, zum Beispiel als Hoffnungslosigkeit, Machtlosigkeit, eben diese Angst und vor allem als Sucht in jeder Form. Die Seele sucht ihre verloren gegangenen Anteile, kann sie aber nicht integrieren und übt sich daher in Ersatzhandlungen, die auch auf körperlicher Ebene deutlich werden, zum Beispiel in Form von Alkoholismus.

Auf der höchsten, dem Geist zugeordneten Ebene unseres Gesamtbewusstseins äußern sich Abspaltungen in wirklichkeitsfremden Entscheidungen, in der Ablehnung von Liebe, in Stimmenhören, tiefer Traurigkeit, in Depression und Glaubensverlust beziehungsweise der Ablehnung des Göttlichen. Abspaltungen führen zur Realitätsflucht.

Einen besonderen solchen Fall möchte ich als Beispiel anführen. Eine Ärztin, mit der ich zusammenarbeite, stellte mir eine 21-jährige Frau vor, die seit Jahren die erstaunlichsten Krankheitsbilder zeigte. Sämtliche Erkrankungen kamen und gingen und waren fast immer lebensbedrohlich, doch niemals konnte ein Verursacher dafür gefunden werden. Mehrmals litt ihre Patientin unter offenen Ekzemen, die einen silbrigen Schorf bildeten. Untersuchungen ergaben, dass dieser Schorf diverse Metalle enthielt, die offenbar ausgeschieden worden waren. Ernährung, Arbeitsplatz und Wohnung der Kranken wurden untersucht – alles ohne Befund. Woher die Metalle kamen, blieb ein Rätsel.

Dann verschwand alles wieder und Schlaf-Wachstörungen stellten sich ein. Tagelang fiel sie in eine Art Tiefschlaf, dem tagelanges Wachsein folgte. Auch diese Phasen verschwanden und wurden von schweren Infektionskrankheiten abgelöst, die sich ebenfalls wieder verflüchtigten, um extremen Schmerzen Platz zu machen. Jahrelang war die Patientin in allen möglichen Fachkliniken untersucht worden, aber man hatte keinen Grund für ihre Beschwerden finden können, der diese Zusammenhänge erklärt hätte.

Als ich mir ihre Energiemuster anschaute, fand ich vom Wurzelchakra bis zum Stirnchakra alles in hervorragendem Zustand. Alle sechs Chakren leuchteten in ihren Farben und die Verbindungen untereinander waren in bestem Zustand. Nur das siebte, das Scheitelchakra, war nicht eingebunden. Die Loslösung eines Chakras aus dem Verbund hat aber immer katastrophale Folgen, denn sie bewirkt, dass die Seele, die über die Chakren zwischen Geist und Materie vermittelt, in einen nicht mehr zu kontrollierenden Zustand gerät. Das Scheitelchakra entscheidet und kontrolliert alle lebenserhaltenden Funktionen, es ist unser göttlicher Wille, und ohne den geht gar nichts. Scheitelchakren, die zwar irgendwie abgespalten waren, aber dennoch einige Verbindungen zu den anderen Energiezentren hatten, hatte ich auch früher schon vorgefunden und sie als »die von Gott und allen guten Geistern verlassen sein-Konstellation« bezeichnet.

Hier hatte ich nun den Extremfall. Also fragte ich die junge Frau: »Glauben Sie an Gott?« Sie funkelte mich an und sagte mit gepresster Stimme: »Nein, Gott gibt es nicht!« Da müsse ich erst mal nachdenken, wie ich ihr wohl helfen könne, meinte ich, und sie möge sich doch einen Moment gedulden. Ich ging in einen anderen Raum, begab mich in Tiefenentspannung und kontaktierte meinen Geistführer. Meine erste Frage an ihn lautete:

»Was ist der wahre Hintergrund ihrer Krankheit und warum wird Gott von ihr geleugnet?«

Wir haben es hier mit einer sehr erfahrenen Seele zu tun, die im letzten Leben große mediale Fähigkeiten gehabt hat. Sie war als Hohepriester mit übersinnlichen Kräften ausgestattet und hat sich in ihrem Wirkungskreis als Gott-Mensch ausrufen lassen. Die Anerkennung, die der Hohepriester aufgrund seiner übersinnlichen Kräfte von seiner Gemeinde bekam, führte dazu, dass er überheblich wurde und meinte, auf Gott verzichten zu können. Diese Meinung vertritt die Seele heute noch. Daher muss sie all ihre übersinnlichen Fähigkeiten einsetzen, um den Körper zu erhalten, erlebt aber nun, dass ihre Fähigkeiten nicht ausreichen, um das Leben ohne Hilfe des Geistes zu meistern. Doch weil sie so verbohrt ist, kann sie das Göttlich-Geistige nicht anerkennen. Du siehst hier die totale Abspaltung der Bewusstseinsinhalte, die notwendig sind, um Lebendigkeit und Gesundheit aufrechtzuerhalten.

Auf meine Frage, wie ich ihr denn helfen könne, ließ mein Geistführer mich sofort wissen:

Sprich mit ihr. Erkläre ihr, dass es ohne geistig-göttliche Einwirkung nicht möglich ist, einen Körper unter allen Bedingungen zu erhalten. Dann soll sie in eine Heilgruppe kommen, und ihr arbeitet eine Fürbitte aus, die ihr dann gemeinsam mit ihr durchführt.

Es verlief alles so, wie an diesem Septembertag empfohlen. Ungefähr einen Monat später erfuhr ich dann von der Ärztin, dass sich keine neuen Erkrankungen mehr gezeigt hatten. Ende Dezember bekam ich sogar ein Dankeschön von ihrer Patientin: einen Kalender mit schönen Fotos und spirituellen Texten, den sie selbst gestaltet hatte.

Doch im März des nächsten Jahres erreichte mich die Nachricht der Ärztin, die Patientin sei wieder erkrankt und zeige unerklärliche Symptome.

Kurze Zeit später stand sie selbst vor mir, und ich konnte mich davon überzeugen, dass alles so war wie gehabt. Ich war traurig, weil sich das Scheitelchakra, das nach der Behandlung im September so schön eingebunden gewesen war, wieder abgespalten hatte. Im Gespräch mit der Patientin erfuhr ich, dass sie sich am Silvesterabend in einen Mann verliebt hatte und nun in einer Partnerschaft lebte, was wegen ihrer Krankheiten vorher nicht möglich gewesen war. Sie hatte ihrem Freund von ihren vergangenen Krankheiten und ihrer wundersamen Heilung erzählt. Er aber hatte sie ausgelacht und gesagt: »Glaubst du wirklich, dass es einen Gott gibt? Mach dich nicht lächerlich! Und außerdem kann ich gläubige Menschen nicht ausstehen.« Nun saß sie zwischen zwei Stühlen – ihrer wiedergefundenen Liebe zu Gott und der Liebe zu diesem Mann. Sie entschied sich für die Liebe zu dem Mann und erneut gegen das Göttliche. Selbst von meiner Hilfe wollte sie jetzt nichts mehr wissen, denn inzwischen war sie überzeugt: Geistheilung gibt es nicht.

In diesem extremen Fall, aber auch in anderen, in denen teilweise Loslösungen von Chakren aus dem Verbund vorlagen, gab es immer einen vergleichbaren Hintergrund: falsche oder verzerrte Glaubensmuster, die in der Lage sind, das Denken und Handeln des betreffenden Menschen auf das rein Physische zu reduzieren. Die Psyche oder Seele wird dann als eine Art Hirngespinst angesehen. Heilungen können bei Menschen mit Chakra-Abnabelungen aber nur durch den starken Glauben an eine höhere Instanz bewirkt werden. Hierbei geht es gar nicht darum, dass der Mensch eine Vorstellung davon hat, wie oder was Gott ist, Hauptsache ist, er glaubt an die Existenz einer lebenspendenden Kraft.

Damit möchte ich nicht sagen, dass es stets der Glaube ist, der heilt, obwohl wir in der Bibel lesen können, dass Jesus, immer wenn er einen Kranken geheilt hatte, sagte: »Dein Glaube hat dich geheilt.« Wenn ein Mensch zum Beispiel sagt: »Das werde ich nie schaffen«, glaubt er nur an seine Schwäche und ist auf der Körperebene schwer zu heilen. Und wenn er gläubig ist und meint, mit seinen schlechten Taten komme er nicht in den Himmel oder werde von Gott bestraft, ist die Wahrscheinlichkeit groß, dass er seine Krankheit als Strafe ansieht. So jemand ist schwer zu heilen. Falsche Glaubensmuster können Heilungen geradezu verhindern. Es hängt immer davon ab, welche Energiemuster nicht mehr integriert sind, weil sie von Glaubenssätzen ins Abseits gedrängt wurden. Für das Wirken der Chakren ist Glaube zwar ein wichtiger Faktor, aber keineswegs der einzige.

Auch Schockerlebnisse oder traumatische Ereignisse können Abnabelungen von lebenswichtigen Energiefeldern mit sich bringen. Wenn es um abgespaltene Bewusstseinsanteile geht, besteht die Kunst des Heilens in erster Linie in deren genauer Lokalisierung. Hat der Heiler sie gefunden, kann er mit den Möglichkeiten heilend eingreifen, die in seiner Persönlichkeit vorhanden sind. Oft bietet das gesprochene Wort einen Zugang, aber eine Heilung kann auch zerredet werden. Der Heiler sollte die Macht seiner Worte kennen, und dazu gehören auch das Gebet und die Fürbitte.

Weiter vorn habe ich gesagt, dass Krankheit und Not immer auf Unwissenheit zurückzuführen sind. Wenn das stimmt, ist es zwingend notwendig, auch bei Abnabelungen die Hintergründe jener Unwissenheit zu kennen, die zu Krankheit und Not geführt haben. Falsche Glaubenssätze und Schockerlebnisse können Lebensdramen erzeugen, aber auch immer wiederkehrende kleine, falsche Verhaltensmuster können sich aufschaukeln und zum Drama werden.

Was kann bioenergetisch-geistige Heilarbeit bei Allergien bewirken?

Wenn ich die Entwicklung unserer Neuen Sicht des Geistigen Heilens weltweit betrachte, gelange ich zu der Auffassung, dass immer mehr Einflüsse und Erkenntnisse der Wissenschaften in die Behandlungstechniken der bioenergetischen und geistigen Heilweisen einfließen werden. Sogenannte Spontanheilungen werden vielleicht weiterhin unerklärlich bleiben, doch langsam aber sicher wird sich zeigen, dass es immer mehr erklärbare Heilungen gibt. Nehmen wir ein Beispiel aus der Allergiebehandlung. Heiler, die ein erweitertes Wissen über Allergien haben, die also wissen, in welchen energetischen Bewusstseinsstrukturen sich diese Unverträglichkeiten entwickelt haben und wie sie zu erkennen sind, können eine Allergie schon mit einer einzigen Behandlung löschen.

Die Entwicklung eines Heilers, der Allergien erfolgreich behandeln möchte, führt über drei Bewusstwerdungen:

- Er eignet sich zunächst ein Grundwissen über Allergien und deren Entstehung an.

- Er erwirbt Fähigkeiten, jene energetischen Muster zu orten und zu diagnostizieren, die für die allergischen Reaktionen verantwortlich sind.
- Und schließlich stimmt er sich mit der geistigen Ebene über die endgültige Behandlung ab.

Diese drei Schritte müssen aufeinanderfolgen, wenn überdurchschnittliche Heilerfolge erreicht werden sollen. Bei Allergiebehandlungen ist dieser Weg der einzig richtige, weil es sich hier um das Herunterfahren überzogener Reaktionen von Teilen des Gesamtbewusstseins handelt. Diese Überreaktionen bestimmter Energiemuster müssen gedämpft oder gelöscht werden. Allergiebehandlung ist zunächst ein Nehmen und kein Geben. Erst in der zweiten Phase der Behandlung erfolgt dann die Harmonisierung der Körperfunktionen und der psychischen Reaktionsmuster, welche die Allergie entstehen ließen. So kommt der Heiler zum Ziel.

Die erste Phase

Allergie ist keine herkömmliche Erkrankung. Sie wird weder durch Mikroorganismen ausgelöst, noch kann sie vererbt oder durch Ansteckung übertragen werden. Sie ist eine, wenn nicht sogar *die* psychosomatische Erkrankung. In der Geistheilung unterscheiden wir zwei Arten von Allergie: die körperliche und die seelische. In einigen Fällen können beim Klienten auch beide gleichzeitig vorhanden sein.

Eine körperliche beziehungsweise stoffliche Allergie ist eine mehr oder weniger heftige Reaktion auf bestimmte Substanzen wie Nahrungsmittel, irgendwelche anderen Stoffe oder sogar viele Substanzen auf einmal (Multiallergie). Selbst kleinste Mengen der betreffenden Substanzen, die mit den fünf Sinnen nicht wahrnehmbar sind, können heftige Reaktionen auslösen und dem Klienten übel mitspielen.

Seelische Allergie braucht keine auslösenden Substanzen. Hier reichen Worte, Ärgernisse, Gerüche, Licht oder elektromagnetische Strahlen aus, um heftige Entgleisungen in den lebenserhaltenden Systemen hervorzurufen.

Das Entstehungspotenzial aller Allergien liegt darin, dass bestimmte körperliche, seelische und geistige Kontaktierungen nicht hingenommen oder ertragen werden können. Die Reaktionen auf dies oder jenes sind oft unergründlich, weil sehr viele andere Menschen keine Probleme damit haben. Abhilfe für die überzogenen Reaktionen eines Allergikers kann es nur geben, wenn die entsprechenden bioenergetischen Verhaltensmuster lokalisiert und normalisiert werden können.

Die zweite Phase

Körper, Seele und Geist haben jeweils ihre eigenen energetischen Felder, in denen allergische Muster wahrgenommen werden können. Wenn es im Bereich des 8. und 9. Brustwirbels Verschiebungen oder Verkrampfungen gibt, die über längere Zeit bestehen bleiben, geht von hier ein Reiz aus, der zur Milz und von dort weiter zur Thymusdrüse geleitet wird. Diese kann unter bestimmten psychischen Bedingungen gereizt sein und reagiert allergisch. Personen, die hohem Leistungsdruck oder viel Hektik ausgesetzt sind, aber auch besonders energische Persönlichkeiten können diesen zusätzlichen Reiz nicht kompensieren und reagieren überzogen darauf, nämlich indem sie eine Allergie entwickeln. Meiner Erfahrung nach begann die Allergie bei jedem zehnten Allergiker mit Verspannungen im Bereich des 8. und 9. Brustwirbels. In der Thymusdrüse können allergische Muster farbig oder als Turbulenzen wahrgenommen werden. Außersinnlich wahrgenommen erscheint eine gesunde Thymusdrüse glänzend wie poliertes Kupfer. Bei einer Allergie zeigt sich zusätzlich ein rot oder orangerot blitzendes Licht. Mit radiästhetischen Geräten kann man bei Allergien, ausgehend von der Thymusdrüse, diagonal verzerrte Schwingungsmuster messen.

Einen weiteren Hinweis gibt der Allergiemeridian am Mittelfinger. Seine gesunde Farbe ist Grün. Jede Abweichung vom Grün in der Wahrnehmung zeigt eine Unverträglichkeit an, die zur Allergie führen kann. Sind die Alarmfarben Gelb, Orange und Rot zu sehen, liegt eine Allergie vor. Auch signifikante Abweichungen von den Normalwerten im Allergiemeridian, wie sie mit Bioresonanz-Geräten gemessen werden können, geben Hinweise auf eine Allergie. Sind der 8. und der 9. Brustwirbel, die Thymusdrüse oder der Allergiemeridian auffällig oder zeigt sich die Auffälligkeit sogar in zwei oder gar allen drei Zonen, so ist dies ein Hinweis auf eine stoffliche Allergie gegen eine oder mehrere Substanzen.

Allergien, die ihre Ursache im Seelischen haben, können über das Chakrensystem wahrgenommen werden. Es bedarf aber einer erhöhten außersinnlichen Wahrnehmungsfähigkeit und langjähriger Erfahrung, um eine seelische Allergie mit hoher Sicherheit zu erkennen. Zurzeit gibt es noch kein elektronisches Messverfahren, das zuversichtliche Ergebnisse über die Funktionalität der Chakren liefert. Es bleibt also nur der Weg über die Radiästhesie und die außersinnliche Betrachtung. Selbst aus den Messergebnissen – Rücken, Thymusdrüse und Allergiemeridian – von der physischen auf die seelische Allergie zu schließen, ist sehr gewagt.

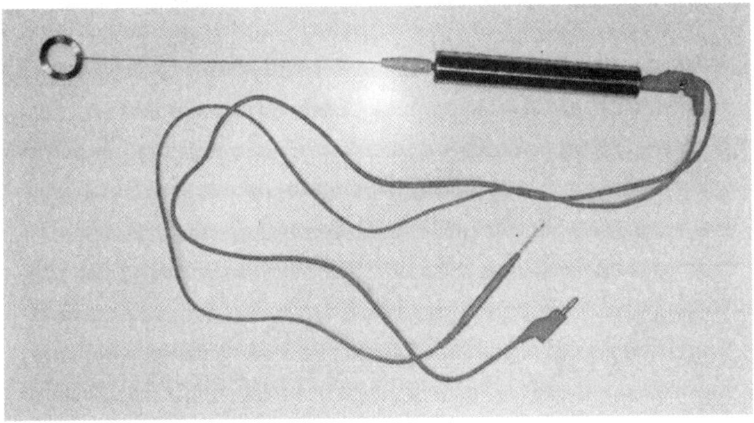

Abb. 1 Der Biotensor nach Dr. Oberbach (VivoMeter)

Mit dem Pendel oder, besser noch, dem Biotensor oder VivoMeter lassen sich recht gute Aussagen über seelische Allergien machen, vorausgesetzt, man kann auf genügend Erfahrungswerte aus diesem Bereich zurückgreifen. Vom Herzchakra als zentralem Punkt aus ist die seelische Allergie am besten bestimmbar. In wenigen Fällen ist es sogar einzig das Herzchakra, das die Allergie anzeigt. In der Mehrzahl aller Fälle wird die seelische Allergie allerdings von mehreren Konflikten gemeinsam ausgelöst. An der Entstehung aller seelischen Allergien, die ich untersucht habe, waren Unverträglichkeiten der Seele beteiligt oder, nehmen wir ein anderes Wort: *Unwissen-*

heit. Die Seele kommt mit den Bedingungen, unter denen sie lebt, nicht klar. Aus Unwissenheit findet oder kennt sie keinen Weg, um mit diesen Bedingungen klarzukommen.

Was sind das für Bedingungen? Dabei kann es sich um die Bedingungen der physischen Umwelt handeln.

Die Seele findet in der Gegenwart Stoffe oder Substanzen vor, die sie in all ihren anderen Reinkarnationen nicht vorfand, und sieht aufgrund mangelnder Erfahrung keine Möglichkeit, damit klarzukommen. Also macht sie mit aggressiven Ausstrahlungen auf sich aufmerksam. Allergie ist ein Hilfeschrei der Seele, ein Spektakel, das sich in allen möglichen Erscheinungsformen zum Ausdruck bringt, zum Beispiel als allergische Reaktionen der Haut oder als energetische Fehlschaltungen der Meridiane mit zusätzlichen innerkörperlichen Fehlfunktionen (50 Prozent aller seelischen Allergien schlagen nach innen und werden nicht als solche erkannt). Im Chakrensystem lassen sich mit außersinnlicher Wahrnehmung höchst auffällige Farbmuster erkennen, die so kräftig sein können, dass selbst in der Aura ein Farbenspiel entsteht.

Die weitaus meisten Allergien entwickeln sich aber im zwischenmenschlichen Bereich. Wir sind geistige Wesen, die bestimmte menschliche Erfahrungen machen müssen, weil sie diese bisher nicht gemacht haben, und es ist schwer zu sagen, welche menschlichen Erfahrungen eine Seele mitbringt und an welchen es ihr mangelt. Bei Erwachsenen kann einiges davon zutage treten und erkannt werden, doch wie ist es zum Beispiel mit Kleinkindern? Seit vielen Jahren bemühe ich mich, Allergien mit den Mitteln des Geistigen Heilens zu behandeln. Dabei habe ich die Erfahrung gemacht, dass die außersinnliche Wahrnehmung über die Chakren und Meridiane einfacher und schneller zur Aufdeckung von Allergiesymptomen führt als andere Methoden.

Die Erfolge können sich sehen lassen, besonders dort, wo sich Schulmedizin und Naturheilkunde schwertun. Wenn es ein Heiler mit austherapierten Patienten zu tun bekommt – und das ist immer der Fall, wenn er mit Ärzten zusammenarbeitet –, muss er alle drei Schritte im Bewusstwerdungsprozess gegangen sein. Das heißt: Er hat sich Wissen über Allergien angeeignet, beherrscht die außersinnliche Diagnose und hat einen guten Kontakt zur Geistigen Welt. Dieser geistige Kontakt ist nicht nur bei Allergien, sondern auch bei allen anderen Krankheiten eine große Hilfe.

Braucht ein Heiler Unterstützung aus der Geistigen Welt?

Alle Heiler, mit denen ich über dieses Thema sprach, versicherten mir, dass sie einen oder mehrere geistige Helfer haben. Bei manchen sind es sogenannte »Ärzte aus dem Jenseits« mit Fachkenntnissen auf Spezialgebieten, nach deren Anweisung sie arbeiten. Bei anderen ist das Wissen über Krankheiten und die geistige Behandlung im Laufe der Zusammenarbeit mit ihren jeweiligen Geistführern entstanden.

Meine eigenen Erfahrungen in der Zusammenarbeit mit meinen Geistführern zeigen eindeutig, dass Geistführer und Heiler zu einem Team zusammenwachsen müssen und sich gemeinsam entwickeln. Dabei hilft natürlich, dass jeder Klient einmalig ist und dem Heiler neue Erkenntnisse bringt.

Eine der wichtigsten Fragen, die zum Thema Diesseits-Jenseits-Heilarbeit immer wieder auftaucht, besteht darin, ob die übertragenen Informationen für uns Menschen auf der Erde überhaupt zu verstehen sind. »Kann Geistheilung aus unserer menschlichen Perspektive überhaupt verstanden werden?« Nach mehreren Versuchen, eine Antwort auf diese

Frage zu bekommen, erhielt ich eines Tages Durchsagen von meinem geistigen Helfer zu diesem Thema, die ich hier zu Ihrer weiteren Schulung wiedergebe:

Bewerte das Geistige Heilen nicht so hoch. Auch wenn es euch als Wunder erscheint, es ist die natürlichste Methode des Lebens, denn jeder Mensch heilt und reguliert sich in jedem Augenblick seines Lebens.

»Ja, das weiß ich, aber wenn ich mit deiner Hilfe einen anderen Menschen heile, findet anscheinend doch etwas anderes statt als eine Selbstregulation.«

Es gibt keinen Unterschied zwischen einer Selbstregulation und einer Heilübertragung. Wir verändern nur die unvollkommenen Lebenserhaltungskräfte, und wenn wir das Seelenbewusstsein erreichen, kann die Selbstregulation aufgrund unserer Information die Disharmonien auflösen oder auch energetisch ersetzen.

»Kannst du aus deiner geistigen Perspektive die Fehlfunktionen, die ein Mensch als Krankheit erlebt, erkennen, und wie erkennst du sie dann eigentlich?«

Diese Frage kann ich nur aus meiner Sicht beantworten, denn ich nehme jedes Seelenmuster geistig wahr, und das bedeutet: körperlos und zeitlos in Bezug zu dem der Seele auferlegten Plan, den ihr als Lebenssinn bezeichnet. Meine Wahrnehmung ist mehr als ganzheitlich und doch nur auf eine Quelle angewiesen, die des Geistes. Eine ernsthafte

Krankheit beurteile ich völlig anders als ihr. Wenn wir als eure geistigen Helfer uns über euch mitteilen, haben wir aus vielen Möglichkeiten eine oder die Regulierungsmöglichkeit ausgewählt, die der Seele am besten dient.

»Verstehe ich es richtig, dass euch Grenzen beim Übertragen von Heilkräften gesetzt sind?«

Ich sage es mal so: Wir dürfen nicht einfach etwas wegheilen, denn immer und zu jeder Zeit hat die Seele ihren freien Willen und ein Mitspracherecht. Außerdem ist jede Seele in einen Kollektivplan eingebunden, mit dem sie in ihrer Individualität im Einklang bleibt. Dieser Plan beinhaltet immer alle drei Erscheinungsformen: die physische Welt, das individuelle Seelenmuster und die damit verbundenen Aufgaben der Seele, und das alles eingebettet in den geistigen Schöpfungsplan.

»Das ist ein hoher Anspruch. Bist du in irgendeiner Weise ausgebildet, das alles zu überblicken?«

In eurem Sinne ja, und wir haben auch unsere Helfer, die uns bei den Heilentscheidungen unterstützen. Es geht bei dieser Hilfe, die von einer hohen Ebene des Kollektivbewusstseins kommt, um die Belange, die ihr – sehr einfach ausgedrückt – Einzel- und Kollektivschicksal nennt. Auch deine Hilfe ist gefragt, denn es ist für uns recht schwierig, physische Prozesse zu erkennen.

Wir sehen nur, wie eine Seele mit dem physisch Ganzen umgeht. Wenn du uns deine Wahrnehmungen vom gesam-

ten Empfinden des Menschen mitteilst, können wir aus dem Geist heraus bessere Heilbedingungen schaffen.

»Diese Antwort von dir überrascht mich, denn du hast so oft treffsichere Diagnosen gestellt und erstaunliche Heilungen bewirkt, dass ich damit nicht gerechnet hätte. Wenn ich dich richtig verstanden habe, nutzt du Informationen durch mich für deine Heilentscheidungen, und deshalb sollte es Möglichkeiten geben, dir meine Wahrnehmungen von einem Kranken präziser zu vermitteln. Soll ich mir nun mehr biologisches oder medizinisches Wissen aneignen?«

Wenn das so wäre, dürften medizinische Laien keine Geistheiler sein. Nein, der Weg, den du nutzen kannst, um uns genauere Informationen über Not und Krankheit zu vermitteln, liegt nicht im Intellekt und in der Betrachtung von Fakten. Sieh es so, wie ich es dir schön öfter gesagt habe: Geistheilung ist Anteilnehmen und Mitteilen. Fühle hinein in die Krankheit, in die Not. Erst wenn du innerlich und zum Teil auch äußerlich verständnisvoll in Resonanz mit den Problemen anderer gehst, beginnt deine Vermittlung.

Wir beide sind seit Jahren aufeinander eingestimmt, aber du kannst dich sicher noch an unsere Anfangsschwierigkeiten erinnern und daran, wie lange es dauerte, bis wir Vertrauen zueinander gewonnen hatten. Deine Anteilnahme ist ständig gestiegen, und ich konnte immer bessere Heilinformationen daraus gewinnen. Gleichzeitig wuchs deine Fähigkeit, diese Information zu vermitteln, und das alles zum Wohle der Kranken. Deine Anteilnahme, deine Einfühlung, lassen sich noch verbessern, wenn sich deine Auf-

merksamkeit hauptsächlich dem Nichtstofflichen zuwendet. Wie ich dir schon sagte, ist die Materie für uns schwer wahrzunehmen. Wir »sehen« nur die energetische Form des Lebens. Also verschmelze mit dem lebendigen Anteil des Menschen, mit den Chakren, Meridianen, der Aura und unter bestimmten Aspekten mit den Nervenenergien.

Wie richtig und wichtig diese Informationen waren, möchte ich an einem Beispiel aufzeigen, und um beim Thema zu bleiben, geht es auch um die Behandlung eines Allergikers. Während eines Heilerkongresses bekam ich einen Klienten zugeteilt und sollte die Hintergründe seiner Krankheit aufzeigen und möglichst eine Heilung bewirken.

Der Klient, sechzig Jahre alt, litt seit seinem 14. Lebensjahr unter Asthma und hatte im Laufe der Jahre noch diverse Lebensmittelallergien entwickelt. Die Allergie auf Brot beziehungsweise Mehlprodukte war gegenwärtig sein Hauptproblem. Mein erster Eindruck war: Dieser Mensch ist mit sich und der Welt unzufrieden. Dann sah ich mir sein Herzchakra an, das alle typischen Anzeichen einer Allergie aufwies: ein großes Energiefeld in Grün mit flackernden orangeroten Abstrahlungen. Diese Abstrahlungen flossen nach oben und unten, erreichten das Milz- und Halschakra, und genauso kräftig und mit den gleichen Farberscheinungen zeigte sich der Allergiemeridian. Hier lagen also eine stoffliche und eine seelische Allergie vor. Weil das Asthma im Alter von 14 Jahren begonnen hatte, schaute ich in den »Lebenskalender« des Klienten und fand einen unerlösten Konflikt zwischen dem 14. und dem 17. Lebensjahr. (Zum Thema »Lebenskalender« siehe mein Buch *Geheimnis Lebenskalender*.) Nachdem ich mit dem Biotensor oder VivoMeter nachgemessen hatte und meine außersinnlichen Eindrücke bestätigt worden waren, fragte ich bei dem Klienten nach, welche Konflikte es zwischen seinem 14. und seinem 17. Lebensjahr gegeben hatte. »Mein Vater wollte damals unbedingt, dass ich seinen Handwerksbetrieb als sein Nachfolger übernehme. Doch als Jugendlicher ging mein ganzes Bestreben in eine völlig andere Richtung. Ich wollte auf keinen Fall selbstständiger Handwerker werden und sein. Weil die Auseinandersetzungen mit meinem Vater immer heftiger wurden, verließ ich mit siebzehn mein Elternhaus. Mein Vater – ich war sein einziger Sohn – hat mir das nie verziehen, und bis zu seinem Tod hatte ich keinen persönlichen Kontakt mehr zu ihm.«

Ich konnte mich gut in die geschilderte Situation einfühlen, denn solche Konflikte zwischen Eltern und Kindern mit dramatischen Krankheitsfolgen hatte ich schon bei vielen meiner Klienten erlebt. Nachdem ich dem Klienten erklärt hatte, wie ich bei der Heilbehandlung vorgehen wollte, ging ich also in eine Tiefenentspannung, vermittelte meine Eindrücke nach »oben« und bat um Erlösung aus dem Konflikt sowie um Regulierung des Herzchakras. Als ich nach der Behandlung den Eindruck hatte, dass geholfen worden war, bat ich den Klienten, morgen wiederzukommen und mir dann seine Eindrücke zu schildern.

Gespannt wartete ich am nächsten Tag auf seinen Bericht. Was war passiert nach fünfundvierzig Jahren Asthma und einer einzigen Sitzung?

»Es ist etwas Erstaunliches geschehen«, begann er. »Ich kann wieder Treppen steigen, ohne in Atemnot zu geraten, und habe jetzt vierundzwanzig Stunden lang kein Spray benötigt. Aber ich komme gerade vom Notarzt, denn als meine Atemnot weg war, glaubte ich allergiefrei zu sein und habe zum Frühstück Brot gegessen. Doch da bekam ich einen sehr heftigen Allergieanfall und der Arzt gab mir eine Notfallspritze.«

Ich schaute mir die Energiemuster des Klienten erneut an und sah wieder das Herzchakra mit den typischen Allergiemustern. Da nach der gestrigen Behandlung alles in Ordnung gewesen war, fragte ich bei meinem geistigen Helfer nach und bat um Aufklärung, was geschehen war.

Du warst so in seinen Vater-Sohn Konflikt verstrickt und hast mir deine Eindrücke so gut vermittelt, dass ich die aus diesem Konflikt herrührenden Krankheitsmuster auflösen konnte. Doch du hast dich nicht bemüht, auch nach anderen unverarbeiteten Dramen zu suchen.

Im Lebenskalender des Klienten fand ich schließlich noch eine Auseinandersetzung, die in seinem 28. Lebensjahr stattgefunden hatte und die eindeutig auf eine stoffliche Allergie hinwies. Wieder bat ich den Klienten, mir den entsprechenden Lebensabschnitt genauer zu erklären.

»Nachdem ich meine Lehre als kaufmännischer Angestellter abgeschlossen hatte, arbeitete ich erfolgreich in einem Betrieb. Meine Erfahrungen sagten mir damals, dass der ganze Betrieb wesentlich besser laufen konnte, wenn dieses und jenes umgestellt oder verändert würde. Als ich dem Chef der Firma meine Verbesserungsvorschläge vortrug, wurde ich jedoch ausgelacht und als jugendlicher Spinner hingestellt. Ich war so wütend und beleidigt, dass ich sofort kündigte und mich in derselben Branche am selben Ort selbstständig machte. Drei

Jahre später florierte mein Betrieb, und die Firma, bei der ich angestellt gewesen war, musste zumachen. Nun, nachdem ich innerhalb von drei Jahren meine Ideen, die alle so lachhaft fanden, verwirklicht hatte, waren meine Aggressionen gegenüber meinem damaligen Chef verflogen. Aber ich war unzufrieden mit mir, denn ich hatte niemals selbstständig sein wollen, und irgendwie wurde ich auch das Gefühl nicht los, dass mein Vater jetzt doch erreicht hatte, was er wollte. In dieser Zeit entwickelte sich meine Lebensmittelallergie.«

Wieder ging ich in Tiefenentspannung, übermittelte meine Empfindungen und bat um Heilung. »Morgen, am letzten Tag des Kongresses, sehen wir uns wieder«, sagte ich am Ende der Behandlung. Am nächsten Tag hatte ich einen total veränderten Klienten vor mir. Er machte einen sehr zufriedenen Eindruck und sagte: »Heute habe ich wieder Brot gegessen, und nichts ist geschehen. Ich habe mein Lungenvolumen messen lassen. Jetzt habe ich 4,5 Liter, vorher waren es nur 2,5 Liter. Ich bin ihnen wirklich sehr dankbar.«

In einem weiteren Gespräch äußerte er den Wunsch, einen Grundkurs an unserer *Schule der Geistheilung* zu besuchen, nicht um Heiler zu werden, sondern um besser verstehen zu können, wie so ein Wunder geschehen konnte.

Dieser Fall zeigte mir recht deutlich, wie wichtig meine Informationen für meinen Geistführer sind. Dinge, die nicht klar vermittelt werden, werden auch nicht so ohne Weiteres in einem Heilprozess berücksichtigt, so war es auch hier geschehen, wo ich an keinen weiteren Verursacher gedacht hatte. Es gab schon Fälle, in denen ich während der außersinnlichen Diagnose den Hinweis bekam, auf dieses oder jenes zu achten. Dann war die Krankheit stets durch mehrere Faktoren entstanden. In dem oben geschilderten Fall waren es zwei Krankheitsbilder – Lebensmittelallergie und Asthma –, die jedoch auf der Ebene der Wünsche zusammenpassten. Es ging um den Wunsch, nicht selbstständig zu werden.

Dass ich hier die geistige Heilung von Allergien als Beispiel gewählt habe, heißt nicht etwa, dass Allergien leicht zu heilen sind. Das ist nicht der Fall. In der geistigen Heilung gibt es keine leichten oder schweren Krankheiten.

Entscheidend für den Erfolg ist als Erstes das seelisch-geistige Bewusstsein des Kranken, meistens auf einer tief unbewussten Ebene. Wenn die Seele erkennt, wie es besser gehen könnte, und wenn sie die Informationen aus der Geistigen Welt annimmt, kann jederzeit ein Wunder geschehen. Hierzu ist manchmal ein Gespräch notwendig, aber manchmal läuft alles auch ganz still und für den Klienten unerkennbar ab.

Das Einfühlen und das Mitteilen – die beiden Grundeinstellungen des Heilers – können für Körper, Seele und Geist genutzt werden. Das bedeutet auf der körperlichen Ebene das Aufdecken von Fehlhandlungen und Beratung. Im psychisch-seelischen Bereich bedeutet es urteilsfreie Anteilnahme und liebevolle Hilfsbereitschaft. Das seelisch-geistige Feld benötigt das außersinnliche beziehungsweise das mediale Bewusstsein im Anteilnehmen und Mitteilen.

Grundlinien der geistig-energetischen Diagnose und Heilung

Nun möchte ich mich an die Leser wenden, die kurz davor sind, jene Heilungsressourcen zu mobilisieren, welche die rein auf das Materielle reduzierte Methodik der Schulmedizin nicht bieten kann. Ich betone jedoch, dass ich die Errungenschaften der modernen Medizin auf keinen Fall infrage stellen möchte. Ganz im Gegenteil, ich frage mich vielmehr, wie beide Seiten einander beleben könnten.

Mir scheint es auch äußerst ratsam zu sein, die Sprache des Geistes zumindest symbolisch zu entschlüsseln, um deren Macht bewusst zur Heilung einzusetzen. Es soll gezeigt werden, dass eine Schulung dieser Betrachtungsweise möglich und die entsprechende Fähigkeit erlernbar ist.

Die energetisch-intuitive Betrachtungsweise kann durch meditative Übungen verbessert werden, und wenn sie zielgerichtet zum Zweck der außersinnlichen Diagnostik geübt wird, werden brauchbare Bilder für die Heilung entstehen. Die Fähigkeit, auf außersinnlichem Wege Diagnosen zu erstellen, wird oft als Gabe von wenigen Auserwählten angesehen, kann aber in Wahrheit durch Übung, am besten unter Anleitung, erlangt werden. Sie erfordert nur die Kenntnis der feinstofflichen Anatomie, die hauptsächlich aus dem Nervengeflecht, den Meridianen und dem Chakrensystem besteht. Wichtig ist, dass ein Heiler die Zusammenhänge kennt und versteht, dass diese drei Hauptfelder miteinander vernetzt sind und alle nur erdenklichen Prozesse des Lebens steuern.

Das Gleiche gilt für die Psychometrie, das Einfühlen in die Empfindungen eines anderen Menschen. Auch diese Fähigkeit kann durch meditative Übungen erworben und gefördert werden. Während das Wissen über Emotionen wächst und der Zusammenhang zwischen gesundheitlichen Störungen und traumatischen Erfahrungen immer deutlicher erkannt wird, können immer präzisere Aussagen über den Gesundheitszustand eines Menschen gemacht werden. Und genau darauf zielen wir ab. Außersinnliches Sehen und Fühlen sind zwei höchst sensible Wahrnehmungssysteme, die so weit aktiviert werden können, dass wir ständig mit allem um uns herum kommunizieren. Das heißt: Wir empfangen ständig energetische Botschaften, die Resonanzen in uns auslösen, und entwickeln *Mitgefühl.*

Sind beide außersinnlichen Wahrnehmungsfelder – Sehen und Fühlen – durch entsprechende Übungen aktiviert und gestärkt, kommt der so Sensibilisierte mit einer noch höheren Form unseres Seins in Kontakt. Außersinnlichkeit führt in die Übersinnlichkeit, in die Medialität. Doch bevor dieser übersinnliche Kontakt gepflegt wird, sollte jeder Heiler, der diesen Weg einer bewussten Zusammenarbeit mit dem Geist gehen möchte, sehr viel Erfahrung auf dem Gebiet der feinstofflichen Energien gesammelt haben.

Meine Erfahrungen und die Erfahrungen der Studierenden in unserer *Schule der Geistheilung* zeigen ganz klar: Wenn die Orientierung fehlt und solange die energetischen Systeme, also die Chakren und die Meridiane mit all ihren Verbindungen, nicht verstanden wurden, kann der Kontakt zur Geistebene Verwirrung, Abhängigkeit und Angst hervorrufen. Er ist also äußerst wichtig, die Sprache der Bioenergien zu verstehen und zu wissen, dass sowohl positive als auch negative Erfahrungen Spuren im Energiefeld eines Menschen hinterlassen. Emotionen graben sich aber nicht nur in unser Energiefeld ein, sie materialisieren sich auch und lagern sich in Form von chemischen Stoffen in unserem Körper ab.

Solche sozusagen »eingeschweißten« Erlebnisse zeichnen sich in den Energiemustern, zum Beispiel in den energetischen Organen der Chakren, ab und können nur an der Stelle, wo sie vergraben liegen, wieder aufgelöst werden.

Die Speicherkapazität unserer Energiesysteme ist erstaunlich groß, viel größer als die unserer Erinnerungen. Selbst die energetischen Abbilder unserer Organe können ganze Lebensgeschichten speichern (siehe mein Buch *Organsprache-Therapie*). Zusammenfassend können wir die für die außersinnliche Diagnostik wichtigsten Punkte festhalten:

- Der stoffliche Körper ist von Energiefeldern durchdrungen und umgeben.
- Jede Erfahrung, sowohl positiver als auch negativer Art, ist in diesen Energiefeldern gespeichert.
- Der in außersinnlicher Wahrnehmung geschulte Heiler kann diese Informationen lesen und daraus ein bioenergetisches Profil erstellen.

- Das Erlernen dieser neuen »Sprache« erfordert ein bestimmtes Gewahrsein, das eine Brücke zum Geistigen baut. Aus dieser Verbindung entwickelt sich der Weg zum Heilen mit dem Geist.

Wie ist das möglich? Nehmen wir das Beispiel eines herzkranken Klienten. Der Mediziner wird sich auf der Basis von Ergebnissen aus bestimmten Messungen ein klares Bild vom anatomischen Herzen des Klienten machen und die kranke Abweichung aufgrund dieser Daten beschreiben können. Der Heiler wird das Herzproblem mit seiner erweiterten Wahrnehmung als eine energetische Störung erkennen.

Gleichzeitig könnte er beispielsweise eine lieblose, verletzende Zeit in der Kindheit des Klienten erkennen und zusätzlich vielleicht noch ein gestresstes Arbeitsleben in der Gegenwart. Dann wüsste er sofort, dass das Herzleiden mit einer alten »Seelen-Wunde« in Verbindung steht, die der Klient unbewusst dadurch kompensiert, dass er sich ständig überarbeitet. Diese ganzheitliche Wahrnehmung, dieses Einfühlen, erzeugt Anteilnahme, die den geistigen Helfern nun in Bildern übermittelt werden kann. Aufgrund dieser »klaren« Angaben kann aus der Geistigen Welt schnell und treffsicher Heilung vermittelt werden. Natürlich muss der Heiler medial sein und Erfahrung im Kontakt mit der Geistigen Welt haben, damit die Heilinformation durch die bestehende Leitung zum Jenseitigen fließen kann. Das funktioniert auch, vorausgesetzt es bestehen keine Einschränkungen, etwa aus karmischen Gründen oder aufgrund von seelischen Pflichten.

Wenn der Heilstrom fließt, kann der Heiler ihn ganz präzise dorthin senden, wo das Defizit besteht.

Gleichzeitig kann er sehen/fühlen, ob die Regulierung wirkt. In besonderen Fällen kann gleichzeitig eine Affirmation gesprochen und somit auf allen Ebenen – Körper-Seele-Geist – Wirkung hinterlassen werden. Je nachdem, wie klar der Heiler in diesem vermittelnden Gewahrsein ist, wird er auch in der Lage sein, eine klare Widerspiegelung von Gesundheit an den Klienten abzugeben. Und während er dies am Anfang noch durch den Filter seiner eigenen Persönlichkeitsstrukturen tut, wird er mit der Zeit immer intuitiver werden. Das heißt: Während seine eigenen energetischen Felder immer klarer werden, wird seine Wahrnehmung immer objektiver und stimmt immer mehr mit dem höchsten Sein überein. Verfeinerte Wahrnehmung, die symbolisch ideelle Erfassung des allgemein geistigen Hintergrundes, führt zur Einsicht und verhilft der Macht des Geistes zum Durchbruch. Erst wenn es gelingt, das Geistige und die feinstoffliche Energie, über die sich auch der Körper ausdrückt, in eine tiefe Verbindung zueinander zu bringen, kann ein kontrollierter Fluss in alle Richtungen erfolgen. Der Verschmelzungsprozess zwischen dem Klienten, dem Heiler und dem Geist ist in Gang gekommen. Nach meiner Erfahrung findet diese Verschmelzung über die Chakren, die Einfallstore des Geistes, statt und ist gleichzeitig ein Öffnen gegenüber dem Geist.

Die wesentlichen Schritte des geistigen Heilprozesses sind:

- Der Heiler erkennt die energetische Struktur des Klienten, macht sich ein Bild von einem eventuellen Mangel oder einer Überfunktion, nimmt Anteil an der Fehlfunktion, teilt sich seinen geistigen Helfern mit und bittet diese um die Heilung des betreffenden Klienten.

- Der Heiler legt jede Eigeninitiative ab (»Dein Wille geschehe«), wartet vertrauensvoll auf den Heilstrom und vermeidet jegliches Wunschdenken.
- Wenn nötig, wird der Klient über das Heilgeschehen informiert und auch über eventuell notwendige Verhaltensänderungen zur Erhaltung der Heilinformationen.

Die Schulung der medialen Heilfähigkeit

Nicht jeder Mensch wird als medialer Heiler geboren. Viele wollen es sein, aber nur wenige erreichen dieses Ziel. Doch mediales Heilen kann erlernt werden, wobei die Ausbildung nach den heute bekannten energetischen Gesetzen erfolgen sollte. Welche Ergebnisse können erzielt werden?

Entscheidend ist der Beginn der Schulung, also die Zeit, in der die Fähigkeit zur außersinnlichen Wahrnehmung und psychometrischen Einfühlung erworben wird. Nach diesem ersten Schritt wird das außersinnliche Gewahrsein in das Übersinnliche angehoben. Es gibt einige Lehrer, die Seminare und Workshops anbieten, in denen das Erlernen der neuen Sprache des Geistes – die Transformation vom Bewussten zum Unbewussten und weiter in das Überbewusste – stattfindet. Es ist vielfach eine Art der Vermittlung von Wissen und Können über drei Bewusstseinsstufen: Körper, Seele, Geist. Bewusstes, Unbewusstes und Überbewusstsein verschmelzen zu einer Einheit. In diesen Ausbildungen zum Geistheiler werden einerseits die neuesten Erkenntnisse der Bioenergetik vermittelt, andererseits wird den Schülern auch viel Raum für das »Verlernen« von störenden und veralteten Energie- und

Wissenselementen gegeben. Ein großer Teil des neuen Wissens kann nämlich nur durch aktives »Nicht-Tun« erworben werden, zum Beispiel in geführten Meditationen. Gleichzeitig ist es unumgänglich, dass in den Energiefeldern des Heilers eine Klärung und Harmonisierung stattfindet. Nur auf dieser Grundlage wird Geistheilung überhaupt wirksam. Parallel dazu muss die Spiritualität wachsen, also der Glaube an das Göttliche, denn ohne ein tiefes Vertrauen in Gott und alle geistigen Helfer nützt das ganze Wissen nichts.

Die Art, wie man in diesen Ausbildungen und Fortbildungen lernt, darf nicht gleichgesetzt werden mit der üblichen Art des bewussten Lernens. So wenig wie man Geistheilung einfach tun kann, wird man die Gesamtintelligenz des Lebens nicht durch pure Anhäufung von Wissen erfassen können. Manchmal findet ein spontaner Transfer von Lerninhalten statt und der betreffende Schüler tut einen regelrechten Sprung nach vorn. Dann gibt es wieder Zeiten, in denen gravierende Erfahrungen gemacht und vielleicht sogar Rückschritte in Kauf genommen werden müssen. Geduld ist angebracht und man darf das Vertrauen in sich selbst nicht verlieren, wenn man Zugang finden will zu jenem Ort im eigenen Innern, wo Transformation stattfinden kann.

Und auch wenn der Zugang zur geistigen Ebene bereits offen ist und genutzt wird, geht die Entwicklung in Richtung der feinstofflich geistigen Professionalisierung weiter. Der Heiler als Mittler zwischen dem Klienten und der geistig göttlichen Vollkommenheit erhält solange wichtige Impulse für den eigenen Lebensfluss, bis er eine Stufe erreicht, auf der das Wunder geschieht und er zur »ansteckenden Gesundheit« wird.

In dieser zuletzt beschriebenen Phase warten die größten Prüfungen auf den Heiler. Wenn Vertrauen, Glaube, Dankbarkeit und Demut nur ausgesprochen, aber nicht gelebt werden, können sehr plötzlich Anzeichen einer Psychose auftreten, bis hin zu Wahnvorstellungen wie »Ich bin ein Auserwählter« oder »Was soll ich mit einem Geistführer? Durch mich heilt Gott persönlich«. Geistheilung vereint das Höchste und das Niedere, aber auch Wirklichkeit und Illusion. Die Prüfungen verlangen nach einer Aufhebung der trennenden Pole in der polaren Welt, denn nur im Einssein durchlebt der Heiler seinen Werdeprozess, und im Heilakt erlebt er »die Bewusstwerdung zur Ganzheit«.

Welche Rolle spielt die Seele für das Geistige Heilen?

Die Seele ist sozusagen ein parapsychologisches Vermittlungssystem. Sie repräsentiert unsere paranormalen oder medialen Fähigkeiten, die sich in mystischen Erfahrungen, Geist- und Spontanheilungen, Offenbarungen, Hellsehen und Ähnlichem zeigen. Die meisten ihrer Fähigkeiten können nicht auf der Basis von Teilchen, Atomen und Molekülen verstanden werden, denn die Seele bedient sich eines anderen Trägersystems und kann demnach auch ohne Gehirn denken, fühlen und erinnern. Wenn man Phänomene wie Kommunikation mit Geistwesen, Aura- und Chakrensichtigkeit bis hin zu Spontanheilungen vom Verstand her erklären wollte, bräuchte man zunächst eine »ganz andere« Physik.

Daher fällt es einem Wissenschaftler sicherlich schwer, die Wirksamkeit der Geistheilung zu verstehen, denn er muss wohl oder übel vom heutigen Stand der Naturwissenschaft ausgehen, und die bietet (bisher noch) keine ausreichende Erklärung für außersinnliche und paranormale Phänomene. Ein Geistheiler hat dieses Problem nicht, denn er ist mit dem

Unerklärlichen vertraut. Aus meiner Sicht, die vom heutigen Wissensstand und von meinen Erfahrungen mit vielen »Wirksamkeiten des Geistigen Heilens« geprägt ist, ist das nicht Erklärbare einfach nur Unwissenheit. Während meiner Ausbildung zum Heiler kam ich mir oft vor wie jemand, der ein Gerät gekauft hat, es aber nicht bedienen kann, weil er die Gebrauchsanleitung nicht versteht. Alles, was mir erklärt wurde, erschien mir unverständlich, und erst durch jahrelanges Üben entstand Vertrauen in das Unerklärbare. Noch heute und mit Jahrzehnten der Erfahrung halte ich nicht jedes Wirken des Geistes für erklärbar, und wenn es zu erklären ist, dann ohnehin nur aus der sehr eingeschränkten Perspektive unserer Dreidimensionalität heraus. Unsere Seele, der Vermittler zwischen Geist und Materie, birgt also noch viele Geheimnisse, und die gilt es aufzudecken.

Eines dieser Geheimnisse hat mit dem Faktor Zeit zu tun, denn einen linearen beziehungsweise chronologischen Ablauf gibt es beim Geistigen Heilen nicht. Besonders auffällig ist dies bei sogenannten Spontanheilungen oder wenn während einer Heilung krankmachende Faktoren aus der Vergangenheit plötzlich ausgeblendet oder abgeschaltet werden. Die Energieübertragung wird in einem solchen Fall nicht benutzt, um ein gestörtes Organsystem zu heilen, sondern um eine Lebenssituation aus der Vergangenheit aufzuklären.

Eine spirituelle Weisheit besagt, dass man loslassen muss, um geheilt zu werden, und ein erfahrener Geistheiler ist in der Lage, genau dieses Loslassen in einem Heilritual zu praktizieren. Alte Verletzungen, Ängste, Schuldgefühle und Verstrickungen werden aufgeklärt, sodass die an die Vergangenheit gebundene Lebensenergie wieder zur Verfügung steht und die

Chance hat, den Heilungsprozess endlich kraftvoll in Gang zu setzen, auch bei hartnäckigen Problemen.

Meiner Meinung nach kann unsere Seele mit der Zeit »spielen«. Sie kann Vergangenheit und Zukunft in die Gegenwart projizieren beziehungsweise gegenwärtige Probleme in die Zukunft oder Vergangenheit tragen, um sie dort auszuheilen. Diese Erkenntnis führte dazu, dass wir in der *Schule der Geistheilung* dem »Heilen durch Zeitreise«, wie wir es nennen, viel Aufmerksamkeit schenken. Genauer beschrieben habe diese Methode in meinem Buch *Geheimnis Lebenskalender*. Schauen wir uns nun eine solche Heilung näher an.

Im Anschluss an einen Vortrag fragte mich ein Zuhörer, ob Geistheilung auch helfen könne, wenn der Schaden durch einen Unfall und eine anschließende Operation entstanden sei und nach Auskunft der Ärzte eine bleibende Beeinträchtigung hinterlassen habe. Der Schaden, von dem er sprach, war in seinem rechten Knie. Ein Balken war auf dieses Knie gefallen und hatte einen Trümmerbruch verursacht. Nach Aussagen des Geschädigten war im Krankenhaus zwar ganze Arbeit geleistet worden, aber die Verletzungen durch den Knochenbruch waren so schwer gewesen, dass das Kniegelenk seine normale, gesunde Form nicht zurückbekam. Es war zwar nicht ganz steif, doch in seinen Bewegungen stark eingeschränkt und schmerzte besonders beim Treppensteigen. Ich ließ mir den genauen Hergang des Unfalls bis zur Entlassung aus der Reha erklären und bekam so ein genaues Bild des gesamten Ablaufs vom Unfall bis zur Ausheilung der Verletzung. Nun ging es darum, Verbesserungen und Veränderungen in diesen Ablauf einzubringen.

Ich sagte dem Herrn, dass ich zusammen mit meinem Geistführer versuchen wolle, eine Heilkorrektur vorzunehmen. Also verschmolz ich mit seinem Bewusstsein, hob alles, was ich wahrnahm, auf die Ebene des Geistes und ging schließlich mit meinen Eindrücken von seinem Knie in die Zeit des Unfalls. Dort bat ich um einen Chirurgen mit viel Erfahrung in der Behandlung schwerer Knochenbrüche, der die Ärzte des Unfallkrankenhauses unterstützen sollte.

Ein paar Tage nach der Operation wurde ein Gutachten mit Röntgenbefund erstellt. Darin stand, dass das Knie gut verheile und später wieder ohne Einschränkungen funktionieren würde. Dann sah ich, wie der Klient in der Reha-Klinik gute Fortschritte machte und schließlich als geheilt entlassen wurde. Diesen ganzen Vorgang erlebte ich aufgrund der Verschmelzung mit dem Klienten überaus deutlich, denn im geistig Überbewussten war ich Teilnehmer. Nun wechselte ich die Dimensionen und brachte die gewonnenen Resultate in die Gegenwart, ins Hier und Jetzt. Das Ergebnis war eine deutlich bessere Beweglichkeit im nun schmerzfreien Knie, was die Belastungsprobe durch Treppensteigen sofort bestätigte.

Vielleicht sind Sie nun der Ansicht, dies gehe eindeutig zu weit. Es sei ja wohl unmöglich, in der Vergangenheit etwas zu verändern und damit gleichzeitig eine Veränderung in der Gegenwart zu bewirken. Als ich anfing, Zeitreise-Heilkorrekturen durchzuführen, kam mir das alles auch äußerst fragwürdig vor. Doch weil ich absolutes Vertrauen in die Durchsagen meines Geistführers hatte, von dem ich die richtige innere Einstellung ebenso gelernt hatte wie das Ausblenden des Tagesbewusstseins, zweifelte ich nie. Gestärkt durch viele

Heilerfahrungen kann ich heute mutig und dankbar sagen, dass dem menschlichen Bewusstsein nicht nur das Einswerden mit dem Seelischen und Geistigen möglich ist, sondern dass es sogar zu einem gestaltenden Teil des geistigen Seins werden kann. Der Anteil unseres menschlichen Bewusstseins, der mitgestalten darf, ist jedoch immer ein dienender und helfender. Nichts kann mit noch so guten »Heiltechniken« aus menschlichen Beweggründen erzwungen werden. Jede heilende Wirkung des Geistes entsteht und manifestiert sich nach den Gesetzen jener Dimension, die wir dem Absoluten zuordnen: Für Gott ist alles möglich.

Oft, wenn ich verzweifelt nach Erklärungen suchte, wie dieses oder jenes zu verstehen sei, versuchte ich Kontakt zu meinem Geistführer aufzunehmen. Doch nicht immer bekam ich Auskunft, bis ich merkte, *dass es* nichts bringt, aus reiner Neugier zu fragen. Ohne Neugier um Antworten zu bitten auf Fragen, über die ich mir den Kopf zermarterte, das musste ich erst lernen. Immer wieder half mir die Formulierung: »Ich möchte wissen, um zu helfen.« Als sich in einem Fall wieder nicht erklärbare Heilresultate einstellten, erhielt ich auf eine entsprechende Rückfrage die Antwort:

Als Heiler richte dich nicht auf den Zweifel aus, sondern auf die Bestätigung durch eigene Erfahrung.

Zu Beginn meiner Heilertätigkeit fiel es mir recht schwer, Antworten wie diese hinzunehmen:

Du musst Erfahrungen sammeln, und vielleicht weichen dann die Zweifel.

Gut, ich hatte erkannt, dass Demut ganz wichtig ist beim Geistigen Heilen, aber verstehen wollte ich schon, was da durch mich geschah. Das Einfühlen, das Anteilnehmen konnte ich noch hinnehmen. Gefühle und Anteilnahme lassen sich nun mal schwer erklären, sie haben ihre eigene Welt, aber wenn in der biologischen Struktur Veränderungen eintreten, die nicht mit den Gesetzmäßigkeiten der Natur vereinbar sind, entsteht schon mal Erklärungsnot.

Einmal erhielt ich eine Antwort, die zu meiner Ungeduld bei der Suche nach Wissen passte:

Sieh erst zu, dass du selbst verdienst, ein Gebender und ein Werkzeug des Gebens zu sein. Denn in Wahrheit ist es das Leben, das dem Leben gibt, während ihr, die ihr euch als Gebende fühlt, nichts anderes seid als Zeugen.

Kommen wir wieder zur Heilung mittels einer Zeitreise zurück. Wenn ich heute, nachdem ich viele Erfahrungen mit dieser Methode gemacht habe, darüber berichte, kann ich sagen: Unser Bewusstsein ist in drei Stufen gegliedert und es ist möglich, Informationen, Eindrücke und Geschehnisse von einer auf die andere Stufe zu transformieren. Diese Fähigkeit ist durchaus erlernbar, wie die Erfahrungen zeigen, die in der *Schule der Geistheilung* gemacht werden.

Die größte Hürde für unser Tagesbewusstsein besteht darin, dass es auf der Ebene von der Seele zum Geist und im Geist selbst keine Zeit gibt oder zumindest nicht das, was wir unter Zeit verstehen. Wenn ein Zustand aus dem Physischen kraft unseres Gesamtbewusstseins angehoben wird, verändert sich der zeitliche Ablauf wie im Zeitraffer. Spätestens auf der Stufe, wo die Seele-Geist-Transformation stattfindet, gibt es die Zeit, wie wir sie kennen, nicht mehr. Hier herrscht ewiges Jetzt.

Wenn ein Heiler, der die Zeittransformation beherrscht, diese Methode einsetzt, ist es ihm möglich, seine Absichten dorthin zu tragen, wo sich jede Veränderung spontan ergibt. Der Spruch »Alles braucht seine Zeit« hat dann keine Gültigkeit mehr. Aus unserer Zeitwahrnehmung erscheint es dann so, dass jeder Teil unserer Vergangenheit in der Gegenwart verändert werden kann. Genauso können zukünftige Ereignisse, Entwicklungen und dergleichen im Jetzt wahrgenommen werden. Für unsere Zeitreise-Heilmethode bedeutet das: Wir können Verletzungen, wie beispielsweise eine Bänderzerrung, in die Zukunft tragen, drei bis vier Monate weit voraus, sie gleichzeitig auf die Geistebene heben, ins ewige Jetzt, und den ausgeheilten Zustand von dort in das Jetzt der physischen Realität bringen. Das ist eine Spontanheilung.

Der ganze Vorgang stützt sich einzig und allein auf unseren Wunsch, es so und mit dem beabsichtigten Resultat geschehen zu lassen. Es ist nicht die Methode und auch keine Handlung in der physischen Welt, die hier Heilung erzeugt. Vielmehr formuliert das kleine Tagesbewusstsein den Wunsch, das Geschehen auf die geistige Ebene zu transformieren, und von dort aus kann dann das geschehen, was wir als Wunder erleben. Wir sind dabei nur Zeugen.

Es kann schon beängstigend sein zu erkennen, mit was für einer Macht wir uns verbinden können, und wahrscheinlich hat die Angst vor magischen Kräften, die viele Menschen in sich tragen, hier ihren Ursprung.

Das Gute ist, dass wir Menschen diese Macht nicht aus dem physischen Bewusstsein heraus haben. Wir richten auch so schon genug an in unserer Welt. Nur über die Verbindung zum Geist kommen wir in Kontakt mit dieser schöpferischen Kraft. Es ist schon faszinierend zu erleben, welche Möglichkeiten das menschliche Bewusstsein hat, aber auch beruhigend zu wissen, dass die Entscheidungen über Macht oder Ohnmacht von der geistigen Ebene kommen.

Wir vermitteln in unserer Ausbildung zum Heiler etwa zwanzig Heilmethoden, und obwohl die meisten Schüler viele dieser Methoden theoretisch und praktisch beherrschen, heißt das nicht, dass sie auch heilen können. Der Kontakt zur Geistigen Welt muss im Laufe einer liebevollen Entwicklung erworben werden, und die schließt viele Prüfungen ein.

Das Denken auf sieben Begriffe reduzieren – was heißt das?

Eine Durchsage, die ich weiter vorn zitiert habe, lautet: »Als Heiler kannst du einen Menschen nur dann in seiner Krankheit verstehen, wenn sich dein Denken auf sieben Begriffe reduziert. Es sind die Chakren, die Einfallstore des Geistes.« Wie bei all diesen Durchsagen habe ich auch hier geprüft, in welchem Umfang sie sich praktisch umsetzen lässt.

Krankheiten auf sieben Begriffe zu reduzieren erschien mir am Anfang ein wenig dürftig, auch wenn wir für jedes Chakra mehrere seelische Ausdrucksformen kennen. Doch dann betrachtete ich zunächst die Dynamik eines jeden Chakras, und wenn ich Abweichungen von den Normalwerten in Farbe und Form feststellen konnte, suchte ich nach Übereinstimmungen zwischen diesen energetischen Abweichungen und körperlichen Symptomen – und fand sie auch. Daraus entwickelte sich die *Chakrendiagnose*, deren Ergebnisse dann durch die geistige Regulierung bestätigt wurden: Krankheitsbilder veränderten sich in dem Maße, in dem sich die energetischen Proportionen der Chakren veränderten.

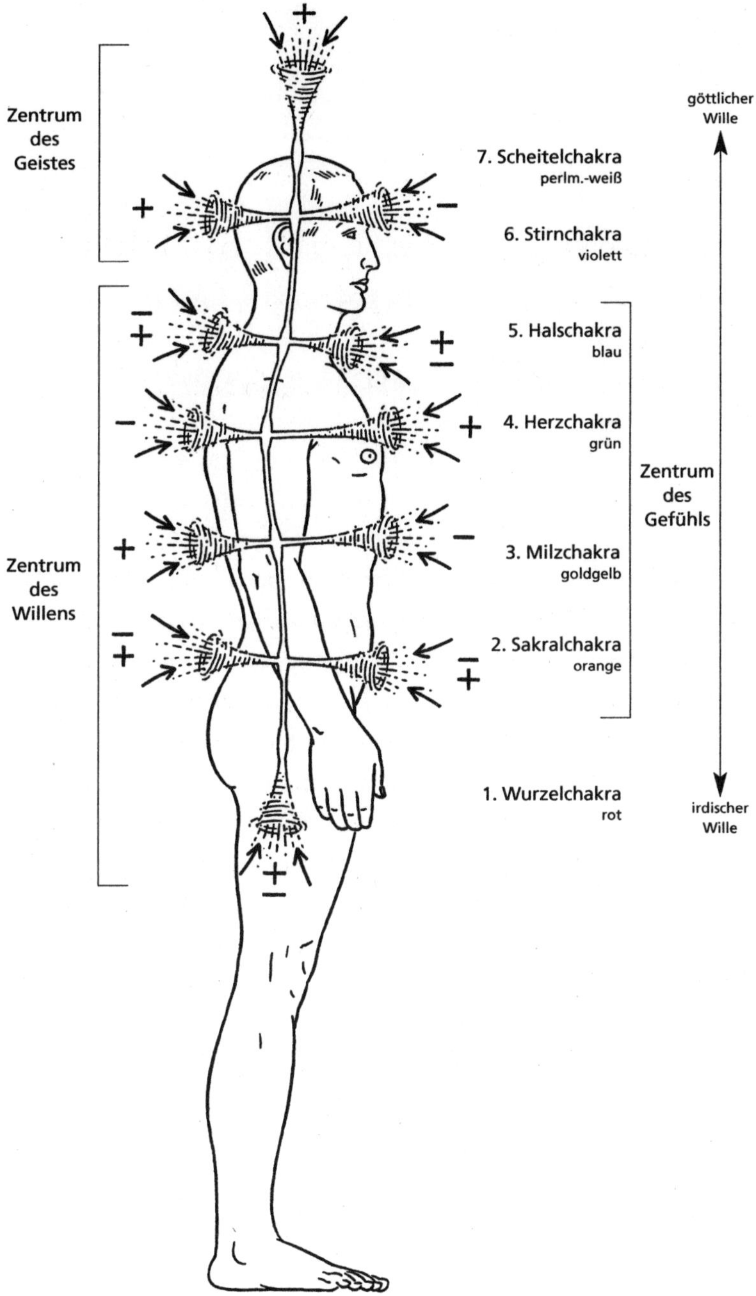

Abb. 2. Überblick über die menschlichen Chakren

Die Erfolge zeigten sich in ganz ähnlicher Weise wie bei allen anderen bioenergetischen Heilanwendungen: Es gab gute, schwache oder gar keine Heilerfolge. Wenn nur das Chakra oder die Chakren behandelt wurden, die schwächelten oder Verzerrungen zeigten, konnte man beobachten, dass etwa ein Drittel der Klienten gut auf die Behandlung ansprach und geheilt wurde, während sich bei einem weiteren Drittel nur leichte Verbesserungen zeigten und beim letzten Drittel überhaupt keine heilsame Regulierung festzustellen war. Dieses Bild sieht sofort viel günstiger aus, wenn die Verbindungen der einzelnen Chakren untereinander in die Diagnose und den Heilungsprozess einbezogen werden. Diese Verbindungen, die *Nadis*, führen uns auch zu den Nebenchakren und spielen bei vielen seelischen Disharmonien eine sehr wichtige Rolle. Sobald das ganze System aus Chakren, Nadis und Nebenchakren bei der energetischen Diagnose gemeinsam betrachtet wird, kann tatsächlich der größte Teil aller Krankheiten körperlich und psychisch beschrieben werden – nicht auf schulmedizinische Weise, sondern im Sinne einer energetischen Fehlfunktion, die sich zu dieser oder jener psychosomatischen Krankheit entwickeln kann oder schon als solche vorhanden ist. In diesem Buch möchte ich nicht weiter auf das Chakrensystem und die ihm entsprechenden Diagnoseverfahren eingehen, sondern mich ganz auf die Hintergründe von Fehlfunktionen konzentrieren, die man auch als Unwissenheit der Seele bezeichnen kann.

In meinen Büchern *Schule der Geistheilung*, *Geheimnis Lebenskalender* und *Hausbuch der Geistheilung* wird das Chakrensystem ausführlich erörtert.

Lebenswille – das Wurzelchakra

Das Geistige in uns und unsere Seele, die eine Verbindung mit dem Geist aufrechterhält, sind unsterblich und von ihrer Natur her spirituell. Um in die Dichte der Erscheinungswelt absteigen zu können, muss sich die ewige Seele – bildlich gesprochen – in eine Schutzhülle kleiden. Sie umgibt sich mit den sogenannten ätherischen oder feinstofflichen Körpern wie dem Mental- und dem Emotionalkörper und hat so die Möglichkeit, die entsprechenden Ebenen der Wirklichkeit zu erleben. Diese beiden feinstofflichen Körper gehen eine Verbindung mit den Vitalkräften des Fötus und der Mutter ein und machen es einem geistigen Wesen möglich, auf einer bestimmten Ebene und zu einer bestimmten Zeit zu wirken. Allerdings ist dieses Wesen bei seinem Start in das physische Leben auf die Energien angewiesen, die sich im Laufe der Evolution auf der Erde entwickelt haben. Das spirituelle Wesen Mensch steigt von einer feineren Ebene herab, um einen Körper anzunehmen – die für das Leben im Bereich der irdischen Schwingungen notwendige Hülle. Dieser Körper ist jedoch nichts weiter als eine Art Mantel, der eine Weile getragen und irgendwann wieder abgelegt wird.

Die Vereinigung der beiden Welten zeigt sich in einem Geflecht aus vielen Energiemustern bereits im Fötus, aber spätestens bei der Geburt. Am unteren Ende der Wirbelsäule findet, ausgehend von einem Energiestrahl, der am Kopf eintritt, eine Verwirbelung mit den physischen Energien statt, zu denen auch die Nervenenergie und das seelisch-geistige Potenzial gehören. Die Beseelung, mit der jedes selbstständige Leben beginnt, besteht in der »Zündung« des Wurzelchakras. Sobald sie erfolgt ist, steigt die Kundalini vom Wurzelchakra bis zum Scheitelchakra auf, und auf dem Energieband, das so entsteht, bilden sich fünf weitere Chakren, deren ganze Dynamik sich im Laufe der ersten zwölf Lebensjahre entwickelt. Das ist allerdings etwas vereinfacht ausgedrückt, denn eigentlich müssen wir hier drei Aspekte berücksichtigen:

- Unsere eigentliche Individualität ist von geistiger Natur. Sie ist das unsterbliche oder hohe Selbst, der geistig-göttliche, unsterbliche Teil von uns.
- Unsere Seele, die aus dem Geist hervorgegangen ist, fungiert als Vermittler zwischen dem Ewigen und der vergänglichen, materiellen Welt.
- Als Vermittler zwischen den beiden Welten ist die Seele der lernende und zugleich kreative Teil von uns, für den jede Verkörperung eine neue Herausforderung darstellt, eine Anpassung an neue Bedingungen.

Wenn sich die beiden Dimensionen zum ersten Mal berühren, werden die Schwingungen der Materie mit den höheren Frequenzen des Geistes abgestimmt beziehungsweise von diesen registriert. Diese Phase, die im Vorgeburtlichen beginnt und nach der Geburt noch etwa zwei Jahre andauert, stellt eine besondere Herausforderung für unsere Seele dar. In diesem Zeitraum muss es ihr gelingen, die Schwingungen der Materie, ihr genetisches Erbe zu erfassen und mit ihrem individuellen Seelenmuster abzustimmen.

Jede zusätzliche, über das Normale hinausgehende Belastung, der sie in dieser schwierigen Zeit ausgesetzt ist, kann die Seele überfordern. Eine unerfahrene Seele, die solchen Herausforderungen nicht gewachsen ist, wird sie als unerledigte Konflikte ablegen, um sie in den folgenden Lebensjahren aufzuarbeiten. Abgelegt werden diese Konflikte in jeweils den Energiefeldern, die zum entsprechenden Zeitpunkt aktiv geworden sind. Bis etwa zum zweiten Lebensjahr sind dies das Wurzelchakra einschließlich seines Nebenchakras am Steißbein sowie das Nebenchakra des Scheitelchakras. Dieses Nebenchakra bezeichne ich als »Lebenskalender«, weil hier auch alle anderen unerlösten Konflikte abgelegt werden.

Eine Überforderung der Seele vom ersten Kontakt mit der Materie bis in die Kindheit fand ich bei jedem dritten Menschen, aber nicht alle litten darunter. Sehr viele hatten die zu Beginn des Lebens hier abgelegten Probleme aufarbeiten und damit erlösen können. Nur etwa jeder zehnte Mensch schafft das nicht und trägt ein Geburts- oder Kindheitstrauma ein Leben lang mit sich herum. Die Schwierigkeiten, die sich daraus entwickeln, sind äußerst vielschichtig. Im Wurzelchakra abgelegte Traumata können dazu führen, dass der Wille des betreffenden Menschen so lange gestört ist, bis Erlösung stattgefunden hat. Bis dahin ist das Wurzelchakra als Repräsentant des Willens nicht in der Lage, sein volles Potenzial zu entfalten. Das bedeutet, dass viele Entwicklungsschritte ohne Nachdruck vollzogen werden oder in die falsche Richtung gehen. Wenn ich hier von Willen spreche, meine ich nicht nur den Willen, aus dem heraus wir bewusst handeln, sondern vor allem jene unbewussten Schichten, die für die Erhaltung des Lebens, die Energiedichte, die sogenannte Grundspannung des Körpers und das Wechselspiel zwischen Anspannung und Entspannung zuständig sind. Ich meine den Willen, der sowohl aktiv als auch passiv ist und der Resignation und Angst überwinden kann.

Anders sieht es aus, wenn das Traumatische seine störenden Turbulenzen im Lebenskalender hinterlassen hat. Hat ein Mensch als Kleinkind beispielsweise eine vorübergehende Trennung von der Mutter hinnehmen müssen, vielleicht weil diese für längere Zeit ins Krankenhaus musste, ist es bis zur Erlösung aus diesem Trauma äußerst wahrscheinlich, dass bei jeder Trennung von nahestehenden Personen psychische und psychosomatische Komplikationen auftreten und einen Zustand hervorrufen, der nicht so einfach kontrolliert oder erlöst werden kann.

Wir Heiler können mit erweiterter Wahrnehmung diese alten Verkrampfungen orten und, wenn die Seele einverstanden ist, auch erlösen. Bei traumatischen Belastungen kann es allerdings schwierig sein, dieses Einverständnis der Seele zu erhalten, zum Beispiel weil aufgrund von Blockaden kein Wille da ist, der seine Zustimmung zur Heilung geben kann. Dies sind sehr schwierige Klienten, die nur mithilfe geistiger Führer und durch Einfühlen in ihre unbewussten Schichten erlöst werden können.

Schauen wir uns einen solchen Fall an.

Eine Psychologin schickte einen jungen Mann namens Manfred zu mir, weil sie glaubte, seine Leistungsschwäche, die sich immer unter bestimmten Bedingungen zeigte, sei auf ein Geburtstrauma zurückzuführen. Nach Auskunft seiner Mutter war der Geburtsvorgang extrem lang gewesen, und schließlich hatte das Baby mit Kaiserschnitt geholt werden müssen. Manfred war mittlerweile siebzehn Jahre alt und ein echtes Talent im Rudern. Nach Aussagen seines Trainers erreichte er im Training absolute Spitzenzeiten. Im Wettkampf brach er jedoch immer ein und erreichte lediglich Durchschnittszeiten. Deshalb wurde er nun psychologisch beraten, aber bisher ohne Erfolg.

Mit meiner außersinnlichen Wahrnehmung konnte ich tatsächlich ein Geburtstrauma in seinem Lebenskalender feststellen. Viel gravierender waren jedoch die Energiemuster in seinem Wurzelchakra. Hier zeigten sich starke rechts- und linksdrehende Wirbel, was normalerweise gut ist, aber in seinem Fall standen diese Wirbel in keinerlei Beziehung zueinander. Dies bedeutete: Der passive Wille, der dafür sorgt, dass wir immer wieder Pausen machen und Ruhezeiten einhalten, war hier eine selbstständige Einheit, die sich nicht mit dem aktiven Willen beziehungsweise der Leistungsbereitschaft austauschen konnte. Menschen mit solchen Energiemustern im Wurzelchakra können weder bewusst ausruhen noch im entscheidenden Moment die geforderte Leistung erbringen. Hinzu kommt, dass äußere Eindrücke bei ihnen oft stärker bestimmend sind als das eigene Wollen.

Durch Einfühlen in sein Bewusstsein erfuhr ich, dass seine Seele während des stundenlangen Geburtsvorgangs zwar ihre ganze willentliche Kraft eingesetzt hatte, aber gemeinsam mit der Mutter gescheitert war. Der darauffolgende operative Eingriff wurde als Schock empfunden, weil die ganze Anstrengung umsonst gewesen war.

Diese Neuigkeiten kamen für mich überraschend, denn bisher kannte ich nur psychosomatische Erkrankungen, die auf ein Geburtstrauma zurückzuführen waren. Hier lag etwas Neues vor: ein gespaltener, nicht kontrollierbarer Wille aufgrund eines schwierigen Starts ins Leben.

Als Nächstes ging ich mit meinen Eindrücken in mein höheres Bewusstsein und bat um Hilfe. Die erwünschte Hilfe wurde sofort gewährt, und auch seine Seele war einverstanden. Zuerst wurde die Turbulenz im Lebenskalender gelöscht, dann folgte eine energetische Strukturveränderung im Wurzelchakra. Die passiven und aktiven Energiemuster bildeten nun eine Einheit und konnten kontrolliert werden. Der Erfolg war offensichtlich, denn vier Wochen später wurde Manfred deutscher Jugendmeister im Einer.

Diesen Fall habe ich bewusst ausgewählt, um zu zeigen, dass Geistheilung nicht nur bei Krankheiten Hilfe bringt, sondern auch sehr gut zur Leistungsverbesserung eingesetzt werden kann. Mehrmals habe ich Jugendliche mit Lernstörungen behandelt. Wenn diese von energetischen Turbulenzen im ersten und im zweiten Chakra aufgrund eines Geburts- oder Kindheitstraumas verursacht waren, konnten durch die Auflösung des Traumas in der Regel deutlich bessere Schulleistungen erzielt werden.

Bleiben wir bei von traumatischen Erlebnissen verursachten energetischen Turbulenzen. Häufig kamen Klientinnen zu mir, deren Kinderwunsch unerfüllt blieb, obwohl alle schulmedizinischen Untersuchungen ergeben hatten, dass einer Schwangerschaft nichts im Wege stand. Bei all diesen Klientinnen konnte ich traumatische Erlebnisse feststellen. Außer in zwei Fällen lagen alle Dramen in den ersten beiden Lebensjahren, also in einer Zeit, an die wir uns bewusst nicht erinnern können. Dennoch hatten sie im Unterbewusstsein eine so nachhaltige Prägung hinterlassen, dass einer der stärksten Selbsterhaltungsprozesse der Art und des Lebens überhaupt – die Befruchtung – nicht möglich war.

In einem Fall hatte es sogar Komplikationen während der Geburt gegeben. Die Mutter war fast verblutet und hatte ihr Kind erst nach drei Tagen in die Arme nehmen können. Im Lebenskalender der Klientin fand ich eine Trauma-Turbulenz, die einen direkten Einfluss auf das zweite Chakra hatte. Jedes Mal, wenn sie von ihrem Kinderwunsch sprach, flossen flackernde Lichterscheinungen vom Lebenskalender über die Nadis zum zweiten Chakra.

Dieses reagierte darauf mit einer Angstschwingung, und das dürfte der Grund gewesen sein, warum eine Befruchtung verhindert wurde. Nach der Behandlung des Lebenskalenders flossen keine Reflexe mehr zum zweiten Chakra, und einen Monat später war die Frau schwanger.

In einem ähnlichen Fall – Mutter und Kind waren ebenfalls wegen Krankheit der Mutter nach der Geburt getrennt worden – zeigten sich deutlich andere energetische Symptome. Die Turbulenzen im Lebenskalender strahlten zum Herz- und Wurzelchakra ab. Über die Nadis floss die Energie dann vom Wurzelchakra zum Herzchakra und löschte die Frequenzen der Zellregeneration genau wie im vorherigen Fall immer dann, wenn über Kinderkriegen gesprochen wurde. Was sich während der Geburt der Klientin ereignet hatte, beeinflusste das Wurzelchakra, den Lebenswillen so, dass die lebenserhaltende Kraft, die Zellregeneration, abgeblockt wurde. Eine befruchtete Eizelle konnte sich nicht teilen. Das war mein erster Fall dieser Art, also fragte ich bei meinem Geistführer nach, was der Grund für dieses seelische Verhalten sei.

Die Antwort überraschte mich:

Dieses Verhalten kommt von der Angst der Mutter, die immer schwach war und kränkelte und Angst hatte schwanger zu werden, weil sie fest davon überzeugt war, ihr Körper würde eine Schwangerschaft nicht aushalten. Diese Angst der Mutter wurde auf den heranwachsenden Embryo übertragen, ihm sozusagen einprogrammiert. Besonders die ersten drei Monate der Schwangerschaft sind für solche Prägungen von Bedeutung.

Warum die ersten drei Monate eigentlich so wichtig seien, wollte ich wissen.

In den ersten drei Monaten ist die Seele des Kindes selten anwesend und kann sich einer solchen Programmierung nicht erwehren.

»Können wir so ein Vorgeburtstrauma denn nicht erlösen?«, war meine nächste Frage.

Ja, wenn die Seele es zulässt, fühle dich ein und vermittle mir deine Empfindungen. Dann werden wir sehen.

Nach der Behandlung bat ich die junge Frau, ihre Mutter zu fragen, ob sie wirklich solche Angst vor einer Schwangerschaft gehabt habe. Dies wurde bestätigt, und einige Zeit später wurde die junge Frau problemlos schwanger.

In den ersten drei Schwangerschaftsmonaten kann ein Fötus durch Gedanken und Gefühle der Mutter – in diesem Falle Angst – so stark geprägt werden, dass die Prägung bis ins Erwachsenenalter wirksam bleibt. Diese Aussage aus der Geistigen Welt ging mir immer wieder durch den Kopf und wurde in vielen anderen Fällen bestätigt.

Ausscheiden oder verwerten – das Sakralchakra

An einem Tag, an dem ich in einer Arztpraxis behandelte, fand ich bei allen Frauen, die zur Behandlung kamen, energetische Fehlfunktionen zwischen dem Sakralchakra und dem Lebenskalender. Obwohl die Klientinnen wegen verschiedener anderer Erkrankungen gekommen waren, hatten sie alle ein Myom. Am Abend sprachen wir über diese Auffälligkeit, und die Ärztin meinte, dies sei kein Zufall und ich solle doch meine Verbindungen nutzen und in der Geistigen Welt nachfragen. Die Antwort, die ich bekam, hatte folgenden Inhalt: All diese Klientinnen mit Myom waren zu der Zeit, als ihre Mütter schwanger wurden, nicht erwünscht. Aus familiären, finanziellen oder auch persönlichen Gründen war der Zeitpunkt für die Mütter sehr ungünstig gewesen und sie hatten Sorgen und Zukunftsängste gehabt. Die dabei entstandene Prägung sollte ich so verstehen: Wenn ein weiblicher Fötus zur falschen Zeit heranwächst, werden ihm die begründeten Sorgen der Mutter in den ersten drei Monaten der Schwangerschaft auferlegt. Wenn dieser Mensch dann als Erwachsener über einen eigenen Kinderwunsch mit all seinen Konsequenzen nachdenkt, kann die Prägung durch die Mutter »ein falsches Gewächs« entstehen lassen. Und wie ist es bei männlichen Föten, die zur falschen Zeit heranwachsen? Jahre später erfuhr ich, dass bei diesen Männern oft ein falsches Wachsen der Prostata in den Jahren der Geschlechtsreife bis etwa zum fünfzigsten Lebensjahr zu beobachten ist. Damit ist nicht die häufig im Alter auftretende Vergrößerung der Prostata gemeint. Ergo: Etwas, das zur falschen Zeit heranwächst, produziert später ein falsches Gewächs.

Die Ärztin konnte dies nicht glauben, war aber bereit, mit den Müttern der Klientinnen zu sprechen.

Zwei Wochen später rief sie mich an und sagte, alle Mütter hätten bestätigt, dass die Schwangerschaft zu einer sehr ungünstigen Zeit gekommen und mit großen Sorgen verbunden gewesen war. Von mehreren anderen Klientinnen, die auch ein Myom hatten, erhielt ich die gleiche Antwort. Wir kamen dann überein, dass wir beide unabhängig voneinander bei unseren jeweiligen Klientinnen, die keine Myome hatten, nachfragen würden, ob auch sie zu einer ungünstigen Zeit ins Leben gerufen worden waren. Bei einigen fanden wir dies zwar bestätigt, aber es gab bei ihnen keine energetischen Abweichungen im Lebenskalender und in den Verbindungen zum Sakralchakra und somit auch keine Myome.

Warum das so sei, wollte ich wissen und fragte deshalb in der »Chefetage« nach.

Jede Seele muss sich bei einer Reinkarnation mit drei Bereichen auseinandersetzen: (1) biologische Struktur und genetisches Erbe, (2) Kultur und kollektives Zeitgesche-

hen sowie (3) alle feinstofflichen Bereiche, die das Leben tangieren. Die Probleme, die du erklärt haben möchtest, liegen im Feinstofflichen. Du kannst diese Prägungen in den ersten Monaten vergleichen mit hypnotischen Befehlen oder Überredungen, die zu Glaubenssätzen führen. Eine Seele mit großer Erfahrung kann in allen drei Bereichen Veränderungen in Richtung Vollkommenheit erwirken. Sie kann das genetische Erbe beeinflussen und zum Beispiel Erbkrankheiten mindern; sie kann ihr Wissen in Kultur, Religion und Wissenschaft einbringen und ist auch in der Lage, Prägungen aller Art zu verändern. Deshalb wirst du immer wieder Unterschiede in der Auswirkung vorfinden, obwohl die Bedingungen gleich sind. Das gilt, wie du wissen solltest, auch bei geistigen Heilungen, und wir, die durch dich wirken, können eine erfahrene Seele viel besser erreichen als eine unerfahrene. Eine Seele, die im Laufe ihrer Entwicklung viele geistige Kontakte hatte, ist besser in der Lage, den Heilstrom, die Informationen zur Selbstregulation zu verwirklichen.

In diesem Zusammenhang wollte ich noch wissen, wie ich die verschiedenen Heilerfolge, die immer wieder bei allen Krankheitsbildern auftreten, im Voraus erkennen kann.

Drei Stufen kannst du beobachten, wenn du spürst oder wir dir mitteilen, dass keine Regulierung vorgenommen wird. Ihr würdet es Karma nennen, doch gibt es von höchster Ebene noch andere Gründe kollektiver oder evolutionärer Art, keine geistige Hilfe zuzulassen. Nichts von einer Heilung, die einer Seele widerfährt, ist selbstverständlich. Jede Seele hat ihren freien Willen und wählt ihren eigenen Weg, manchmal auch den Leidensweg. In Wahrheit gibt es keinen richtigen oder falschen, keinen leichten oder schweren Weg. Der Weg einer jeden Seele dient dem Ganzen, egal, wie er gegangen wird. Auch wenn eure Irrtümer so tief sind wie das Meer, eure Seele kann nicht darin ertrinken.

Deine Fähigkeiten werden wachsen, deine Fähigkeit zu helfen auch, nur eins bedenke: Jeder Mensch hat ein Recht auf Selbstbestimmung. Suche in der Achse Wurzelchakra – Scheitelchakra. Hier findest du das Heilbare und ebenso das Unheil. Bedenke deshalb bei allem, was du tust: Immerfort der Gesundheit hinterherzujagen, ist wahrlich das beste Rezept für ein krankes Leben.

Wenn ich solche Durchsagen bekomme, bin ich stets sehr dankbar und gerührt, und mit den Jahren hat sich hieraus eine tiefe Freundschaft und Verbundenheit mit meinen geistigen Helfern entwickelt.

Den bisherigen Fallbeispielen ist zu entnehmen, dass vorgeburtliche Erfahrungen eine Wirkung hinterlassen, die Jahrzehnte andauert, und dass diese Erfahrungen mithilfe unserer bioenergetischen Systeme außersinnlich diagnostizierbar sind. Das Heilen von Myomen ist grundsätzlich möglich, manchmal jedoch nur mithilfe der Schulmedizin. Bei etwa einem Drittel der Klientinnen können nach Auflösung der vorgeburtlichen Prägung auch die Myome aufgelöst werden. In wenigen Fällen gelingt dies durch geisteschirurgische Entmaterialisation, meistens aber wird das »falsche Gewächs« vom Körper erkannt und abgebaut. Ein weiteres Drittel muss mehrmals behandelt werden, oft mit unterschiedlichen Methoden, zum Beispiel mit Organsprachetherapie oder Heilsuggestion. Doch ganz egal, mit welcher Methode gearbeitet wird, immer muss zunächst das Chakrensystem in einen guten Zustand gebracht werden. Das gilt auch für alle Meridiane, die beim Heilen zwischen den Chakren und den körperlichen Funktionen vermitteln. Das letzte Drittel nimmt die geistige Heilung, die in der Auflösung der Myome besteht, nicht an, obwohl die Prägung erfolgreich gelöscht werden konnte. Wir konnten in diesen Fällen jedoch beobachten, dass nach Entfernung der Myome durch eine schulmedizinische Operation keine neuen mehr nachwuchsen, was sonst oft der Fall ist.

Betrachten wir noch weitere Belastungen durch traumatische Erlebnisse oder unerlöste Konflikte, deren Bandbreite nach meinen Beobachtungen ungemein groß ist. Manche Menschen bringen sogar Prägungen aus früheren Leben mit. Zwei meiner Klientinnen, deren Kinderwunsch unerfüllt blieb, waren in einem früheren Leben während einer Geburt gestorben und hatten nun unbewusst große Angst vor einer Schwangerschaft. Sie glaubten deshalb, eine Geburt sei ein lebensbedrohlicher Vorgang für die Mutter.

Diese unbegründeten Ängste sind immer im zweiten Chakra zu sehen. Die Energien des Sakralchakras verändern sich im Zusammenhang mit dem Wurzelchakra, wenn das angstmachende Thema angesprochen wird oder Erlebnisse und Handlungen in diese Richtung zielen. In den beiden genannten Fällen kam eine Schwangerschaft zustande, nachdem die Ereignisse aus dem Vorleben von der Geistigen Welt gelöscht beziehungsweise die daraus resultierende Angst durch eine Reinkarnationstherapie abgebaut worden war.

Es scheint, als müssten sich viele Frauen vor der Empfängnis oder während der Schwangerschaft entscheiden, ob sie die Liebe und das Leben weitergeben oder aber traumatische Erlebnisse in Angst umwandeln wollen. Hat sich die Angst bereits in die unbewussten Schichten des Bewusstseins eingegraben, sind Therapien, die über das Tagesbewusstsein ablaufen, von zweifelhaftem Wert. Nachdem das Chakrensystem jedoch mit den Methoden der Geistheilung stabilisiert wurde, kann eine Gesprächstherapie oft Wunder wirken, und das nicht nur bei Schwangerschaftsproblemen.

Das Wurzelchakra hat hier eine Schlüsselrolle. Zum einen verbindet es unsere irdische Lebensenergie mit dem göttlichen Plan beziehungsweise dem Kollektiv aller Seelen. Zum anderen steigen seine Muster in die höheren Chakren auf und prägen diese mit. Davon ist besonders das nächstliegende Chakra betroffen, das Sakralchakra. Wurzel- und Sakralchakra bilden zusammen eine Einheit, und zwar sowohl in ihren starken als auch in den schwachen Mustern. Das Wurzelchakra ist das Zentrum des Lebenswillens, während das Sakralchakra für das Voranschreiten im Leben zuständig ist. Zusätzlich haben wir im Wurzelchakra einen Taktgeber für alle Rhythmen des Physischen und im Sakralchakra die Steuerung aller Ausscheidungen, chemisch wie seelisch. Das bedeutet, dass wir über ein intaktes zweites Chakra entgiftet werden – chemisch über mehrere Organe und seelisch über polare Begriffe. Wir lernen hier durch Unterscheidung. Die Stichworte lauten: Lösen und Binden, Sauberkeit und Verdorbenheit, Annehmen und Abgeben.

So wie der Körper im richtigen Schaffen entgiftet und das Vergangene ausscheidet, bewältigt die Seele die Vergangenheit durch eine rechtschaffene Einstellung. Ich kann hier nur einige Begriffe nennen, aber im Grunde ist es die gesamte Polarität, mit der die Seele, aus der Einheit kommend, hier in der physischen Welt konfrontiert wird. Es sind die Gegensätze, die Angst erzeugen und uns verzweifeln lassen.

Einzig und allein dann, wenn ein gesunder Lebenswille und eine feste Beziehung zu Gott vorhanden und die Prozesse der Entgiftung und Vergangenheitsbewältigung abgeschlossen sind, hat Angst keinen Platz mehr und können Krankheit und Not überwunden werden – das gilt praktisch für alle Erkrankungen. Es ist die Unwissenheit der Seele, die unter polaren Bedingungen verzweifelt, Angst bekommt und dann Krankheit und Not hervorruft. Und weil das so ist, brauchen wir alle Heiler und Lehrer, die uns bei unserer Entwicklung behilflich sind. Wenn die untersten beiden Chakren bei einem Klienten schwach sind und in bestimmten Lebenssituationen teilweise ausfallen, ist der Weg in die Normalisierung oft sehr lang. Es gibt keine Diät oder Medizin gegen Unwissenheit.

Allein der Weg über Selbsterfahrung und Selbstverwirklichung führt hier zu mehr Vollkommenheit. Klienten, bei denen das erste und das zweite Chakra schwach sind, brauchen normalerweise viel Geduld und Zeit, um wieder gesund zu werden. Das Gute ist jedoch, dass Theorie und Praxis der Geistheilung diesen Prozess beschleunigen können.

Einige meiner Klienten hatten eine solche Schwäche und entsprechende Krankheiten. Sie waren von der Schulmedizin weitgehend austherapiert worden und sprachen nur sehr zögerlich auf geistige Heilweisen an. Ihnen empfahl ich, unseren Anfängerkurs »*Die Heilkraft liegt in Dir*« zu besuchen. Dort lernten sie, ihre Einstellung zu ihrer Krankheit zu verändern, und erkannten schließlich, dass es unterschiedliche Bewusstseinsebenen gibt und dass Krankheit auch als Lernprozess der Seele verstanden werden kann. Weil wir in Meditation beziehungsweise Tiefenentspannung bewussten Zugang zu unseren unbewussten Schichten haben, lernten sie in gezielten Meditationsübungen, das Verbundensein von Körper, Seele und Geist neu zu verstehen.

Parallel dazu entwickeln sich meistens auch eine andere Religiosität hin zur konfessionslosen Spiritualität und eine neue Dankbarkeit dem Leben gegenüber. Ist dieser Zustand erreicht, findet nicht selten ein Bewusstseinssprung statt, und geistige Heilmethoden bewirken eine erstaunliche und unerwartete Besserung. Wie solch ein Bewusstseinswandel zustande kommt, möchte ich an einem Beispiel aufzeigen.

Dreimal schon hatte ich einen Masseur mit eigener Praxis erfolglos behandelt. Er war erst vierzig Jahre alt, hatte aber schon Arthrose im rechten Hüftgelenk und meinte, diese Gelenkdegeneration komme vom vielen Stehen am Massagetisch. Dieser Ansicht war ich zwar nicht, aber eine so feste Meinung kann durchaus dazu beitragen, jede Heilung zu verhindern, zumal dieser Mann über entsprechendes Fachwissen verfügte und selbst Tag für Tag Klienten mit ähnlichen Symptomen behandelte. Im Gespräch mit ihm stellte sich heraus, dass ihm für Geistheilung schlichtweg die Offenheit fehlte. Das sagte ich ihm auch und fügte hinzu, er möge doch einen Grundkurs im Geistigen Heilen besuchen.

In jedem unserer Kurse finden an Teilnehmern physische und psychische Regulierungen statt, die häufig wie Wunder erscheinen. Bewirkt werden sie oft schon allein durch eine

Änderung der persönlichen Einstellung zum Leben und die Auseinandersetzung mit der Frage: »Was ist Krankheit?« Wenn dieser Mann einen solchen Kurs besuchte, so hoffte ich, würde sich auch seine Einstellung ändern. Mein Gefühl sagte mir nämlich, dass seine Beschwerden durchaus ohne Operation und künstliches Hüftgelenk heilbar waren.

Er kam tatsächlich zum Kurs, blieb aber skeptisch. Sein Denken war so stark von seinem Beruf als Physiotherapeut geprägt, dass es ihm Schwierigkeiten bereitete, eine Heilung ohne physische Einwirkung überhaupt für möglich zu halten. Am Ende des Kurses meinte er halbherzig, bei bestimmten psychosomatischen Erkrankungen könne Geistheilung wohl etwas bewirken, aber bei den rein physischen Problemen, mit denen er in seiner Praxis zu tun habe, habe sie keine Chance. Diese Einstellung war wahrscheinlich auch der Grund dafür, dass eine weitere Behandlung an ihm ohne Resultat blieb. Doch seine hartnäckige Ablehnung reizte mich, und so bot ich ihm an, den Beweis für die Wirkung der Geistheilung in seiner Praxis und an seinen Klienten zu erbringen. Wir kamen überein, dass er die Klienten bestellen sollte, bei denen er mit Physiotherapie bisher wenig Erfolg gehabt hatte.

Eine Woche später war ich in seiner Praxis. Es war – das hatte ich bisher nicht gewusst – eine Gemeinschaftspraxis, und alle drei Therapeuten wollten mir bei den Behandlungen über die Schulter schauen. Vonseiten der Klienten gab es keine Einwände dagegen. Mir lag sehr viel daran, diesen Masseur von der Wirkung der Geistheilung zu überzeugen. Daher hatte ich mich schon frühmorgens mit meinem Geistführer verbunden, und wie ich seiner Vermittlung entnahm, wusste er ganz genau, mit welchen Problemen die Klienten kamen.

Bei der ersten Klientin verursachte ein verschobener 4. Lendenwirbel heftige Schmerzen bei jeder Drehbewegung. Mehrmals war eine chiropraktische Regulierung versucht worden, aber die Schmerzen hatten jede Manipulation verhindert. In leichter Trance nahm ich an dem Problem der Klientin teil und ließ mich von meinem geistigen Helfer führen. Ich legte meine Hände auf ihre Wirbelsäule, und eine kräftige Entspannungsenergie floss. Dann erklärte mir mein Geistführer eine bestimmte schwungvolle Bewegung mit den Beinen, die sie im Liegen ausführen sollte. Sie machte diesen Beinschwung, es gab einen Knacks und sie war schmerzfrei.

Der zweite Klient hatte einen Beckenschiefstand. Der dadurch verursachte Beinlängenunterschied von drei Zentimetern war die Ursache für seine Rückenschmerzen. Auch hier war schon mehrmals mit verschiedenen Behandlungen und Übungen eine Korrektur versucht worden. Wieder sollte ich meine Hände auflegen, diesmal auf das Kreuzbein, bis die Entspannungsenergie floss. Danach musste sich der Klient auf den Rücken legen, und ich sollte das kurze Bein vom Fuß aus kräftig nach innen drehen und dann zweimal mit einem heftigen Ruck daran ziehen. Anschließend haben die drei Therapeuten die Beinstellung des Klienten etwa zwanzig Minuten lang vermessen: kein Beckenschiefstand mehr, kein Beinlängenunterschied und keine Rückenschmerzen. Nun wollten alle von mir erklärt bekommen, welche Hebelwirkungen und Muskelbewegungen bei solchen Schiefstellungen heilsam sind. Ich wollte gerade erklären, dass diese Heilung nichts mit physiotherapeutischer Manipulation zu tun hatte, sondern nur durch totale Entspannung der Muskeln, Sehnen und Bänder und eine ganz natürliche Bewegung erfolgt war.

Da meldete sich mein Geistführer und sagte:

Jetzt können wir deinen Therapeuten erfolgreich behandeln.

Dieser Aufforderung kam ich sofort nach. Mein großer Skeptiker willigte ein, und jetzt, nach viermaligem Fehlversuch, spürte ich den Heilstrom. Das erste und das zweite Chakra des Klienten glühten förmlich auf, und ein bestimmtes Vibrieren trat auf, das ich immer dann spüre, wenn mit Zeitverschiebung aus dem Jenseitigen gearbeitet wurde. In diesem Fall war eine Regeneration eingeleitet worden, die unter normalen Bedingungen sechs Monate zur Ausheilung braucht. Der ausgeheilte Zustand war durch geistige Zeitverschiebung von der Zukunft in die Gegenwart geholt worden. Im selben Moment wusste ich: Jetzt hat die Seele des Klienten eingewilligt, sie wurde durch Erlebnisse überzeugt, die auf seinem Fachgebiet gemacht worden waren.

Mein Geistführer sagte mir, er habe eine Heilung zulassen müssen, weil er seinen Kollegen schon Tage vorher von den wirksamen Kräften der Geistheilung erzählt hatte, die dann auch noch durch die Heilung der ersten beiden Klienten ganz und gar bestätigt worden waren.

Das Resultat war völlige Beschwerdefreiheit, keine Spur mehr von irgendwelchen degenerativen Erscheinungen. Der ehemalige Skeptiker war anschließend so überzeugt von Geistheilung, dass ich mehrmals Klienten in seiner Praxis behandeln musste und er sogar öffentliche Vorträge organisierte, auf denen ich über Geistheilung sprach.

Eindrücke verdauen – das Milzchakra

Eine deutlich andere Aufgabe hat unsere Seele im dritten Chakra zu bewältigen. Während im ersten Chakra der Lebenswille Hauptthema war und im zweiten die Vergangenheitsbewältigung, orientiert sich unser Seelenbewusstsein im dritten Chakra an der Gegenwart. Oder anders ausgedrückt: Im Wurzelchakra geht es hauptsächlich um die Lieferung von Lebensenergie zum Stillhalten oder zum Erbringen von Leistung, selbstverständlich in vielen Schattierungen. Im Sakralchakra lotet die Seele ihren neuen Standpunkt aus und stellt mit allem, was sie an Wissen mitgebracht hat, die Grundausrüstung für das neue Leben zur Verfügung. Zu dieser Grundausrüstung gehören sämtliche Erfahrungen aus all ihren bisherigen Leben, aber auch die Wissenslücken, die ein Vorwärtskommen im Leben erschweren können.

Die zentrale Aufgabe im Milzchakra heißt: Neues aufnehmen und mit dem neuen Wissen alte und neue Konflikte auflösen. Es geht im wahrsten Sinne darum, Karma aufzuarbeiten, wobei Karma hier Leiden durch Fehlverhalten aufgrund von Unwissenheit bedeutet. Vergangenheitsbewältigung ohne Milzchakra-Bewusstsein ist ein hoffnungsloses Unterfangen.

Einzig im Verbund, also nur, wenn alle drei Chakren zusammenarbeiten, kann eine Bewusstseinserweiterung erfolgreich sein. Wenn die ersten drei Chakren nicht ausreichend miteinander kommunizieren, wird der Mensch früher oder später leiden, weil er immer wieder von seiner eigenen Vergangenheit eingeholt wird und alte Verhaltensmuster wiederholt. So hat er keine Chance, die Fehler der Vergangenheit zu korrigieren, auch wenn er viel dazugelernt hat. Um diese Fehler zu korrigieren braucht es kein Schulwissen – das gehört zum sechsten Chakra –, sondern allein das Wissen, das nur durch Lebenserfahrung gewonnen werden kann. Absolut perfekt für dieses Chakra wäre intuitive Weisheit oder, wie man im Osten sagt, die Fähigkeit, aus dem Bauch zu entscheiden.

Der menschliche Körper, dieses Wunderwerk der Schöpfung, hilft der Seele, Bewusstseinserweiterung zu erfahren. Sie findet über den Körper, mit dem Körper und durch den Körper ihren Weg zur Vollkommenheit. Die Chakren steuern Organe, Körperteile und deren Funktionen auf einer uns meist unbewussten Ebene, und das dritte Chakra spielt dabei eine zentrale Rolle. Es muss alles regulieren, was zur Verdauung notwendig ist. Gleichzeitig sind alle Bauchorgane starke Wechselfelder in der Psychosomatik. Psychisch-seelische Aktivitäten können die Organe stützen oder deren Fehlfunktionen verursachen. Dieses Wechselspiel zwischen Körper und Seele bildet den Schauplatz für unsere Lebenserfahrung.

Wenn genügend Erfahrung vorhanden ist und es gelingt, die energetischen Muster des Milzchakras und seines Nebenchakras sowie die Verbindungen zu den anderen Energiezentren zu erfassen, wird vieles, was den Menschen bedrückt, transparent. Ein sensitiver Mensch kann aus den farbigen

Energiemustern und Schwingungsfrequenzen des dritten Chakras den Aufgabenbereich für dieses Leben entschlüsseln und auch erkennen, welche organischen Fehlfunktionen aufgrund einseitiger Charaktereigenschaften zu erwarten oder schon vorhanden sind. Wichtig für die energetische Diagnose über das dritte Chakra sind dabei stets die Einflüsse der anderen Chakren. Weil das Milzchakra für das Aufarbeiten und »Verdauen« von Eindrücken zuständig ist, fließen ihm auch Informationen aller anderen Chakren zu. Lassen Sie mich das im Folgenden ein wenig näher ausführen.

Die vom Milzchakra ausgehenden Informationen für die einzelnen Organe oder Organfunktionen können als unterschiedliche Farb- beziehungsweise Schwingungsmuster wahrgenommen werden. Beispielsweise leuchten die Energiemuster des Magens in einem klaren Gelb, und Farbabweichungen oder zusätzliche Farbeinschlüsse bedeuten, dass die Magenfunktion durch psychisch-seelische Einseitigkeit beim Verdauen von Eindrücken gefährdet ist. Alle großen Bauchorgane sind über eigene Farbnuancen entsprechend diagnostizierbar. Die Diagnose kann noch dadurch verfeinert werden, dass man die Meridianfunktionen der Organe gleich miterfasst.

Das Sonnengeflecht, auch Solarplexus genannt, stellt eine Besonderheit dar. Milzchakra und Sonnengeflecht können nämlich als die Dirigenten des Bauchraums angesehen werden. Eine gesunde Symbiose der beiden zeigt sich in einem Wechselspiel der Farben Gelb und Violett, wobei der violette Anteil für gefühlsmäßige Intuition steht, während der gelbe konservatives Verhalten repräsentiert. Als Heiler haben wir über diese Farb- und Energiestruktur die Möglichkeit, das Verhalten des betreffenden Menschen zu stabilisieren, natürlich in Zusammenarbeit mit der Geistigen Welt. Ich möchte aber hinzufügen, dass die beiden Repräsentanten Seele (= Chakra) und Sonnengeflecht (= Körper) noch sehr viel mehr wichtige Aufgaben bewältigen müssen.

Bleiben wir zunächst bei der gefühlsmäßigen Intuition. Wenn in den Nadis, die das Milz- mit dem Stirnchakra verbinden, das bisher Unbewusste (Milzchakra) in einem guten Austausch zum Bewussten (Stirnchakra) fließt, ist der Weg frei, um aus dem Bauch heraus zu entscheiden oder die gefühlsmäßige Intuition zu nutzen. Dann spüren wir zum Beispiel ganz genau, ob an einer Sache irgendetwas faul ist.

Wann immer es mir gelang, ein funktionsschwaches Milzchakra kraft geistiger Information zu stabilisieren, hatte dies eine deutliche Veränderung der Persönlichkeit zur Folge. Ein wichtiger Entwicklungsschritt auf dieser dritten Ebene liegt im Bereich der schöpferischen Erkenntnis, dass wir viel mehr können und viel mehr sind, als wir bisher glaubten. Heilungen über das dritte Chakra bieten die Möglichkeit, über das Sonnengeflecht höhere Ebenen zu erreichen. Dem so Geheilten geht im wahrsten Sinne des Wortes ein Licht auf, und alles wird sonnenklar. Ein Mensch mit einem ausgeprägten Milzchakra ist hellsichtig, vorausgesetzt, die Verbindung zum Stirnchakra ist stabil. Meiner Meinung nach gehört der Lernprozess im Milzchakra zu den schwierigsten, welche die Seele durchlaufen muss, aber er ist auch der schönste und schöpferischste auf dem Weg in die Vollkommenheit.

Ich habe bereits gesagt, dass unsere Seele über, mit und durch den Körper lernt. Schauen wir uns das an einem Beispiel an. Unsere Darmflora besteht aus einer Vielzahl von Mikroorganismen, Bakterien und Pilzen, etwa zehnmal so vielen wie unser Körper Zellen hat, und wird von unbewussten Kräften im Gleichgewicht gehalten. Ohne Darmflora könnten wir nicht leben, denn unsere Verdauungssäfte und Organe allein reichen nicht aus, um die Nahrung so aufzuschließen, dass unser physischer Körper davon existieren kann. Wir brauchen die Symbiose mit diesen Mikroorganismen zum Leben. Nun gibt es aber eine riesige, kaum vorstellbare Anzahl unterschiedlicher Bakterien, und der größte Teil davon ist für uns unverträglich bis lebensbedrohlich. Seit Beginn meiner Heilertätigkeit frage ich mich: Wie gelingt es unserem Bewusstsein, bestimmte Mikroorganismen als Helfer auszuwählen und andere, unverträgliche Keime fernzuhalten? Selbst Ärzte konnten mir nicht sagen, wie unser Organismus das schafft. Das ist nicht einfach mit der keimtötenden Magensäure zu erklären und auch nicht damit, dass etwa 80 Prozent des Immunsystems im Darm angesiedelt sind. Es muss noch andere Erklärungen geben, dachte ich mir, und die konnte ich nur an Menschen finden, die unter Darmerkrankungen aufgrund einer gestörten Darmflora litten.

Am Anfang konzentrierte ich mich auf die Funktionen der Bauchorgane und glaubte, Erklärungen zum Beispiel über Enzyme und Hormone zu finden, die von der Bauchspeichel- oder Schilddrüse produziert werden.

Aber damit kam ich nicht weiter. Sollte die Lösung etwa nur in den energetischen Informationen zu finden sein? Etwa nach dem physikalischen Lehrsatz »Jedes Ding auf dieser Welt, das sich bewegt, braucht Energie«?

Ich schaute mir also in all diesen Fällen die Farben des Milzchakras an, betrachtete seine Größe und Form, prüfte mit dem Biotensor die Qualität der Zusammenarbeit mit den

Meridianen und fand Unterschiede zwischen einer gesunden und einer kranken Darmtätigkeit. Bei guter Verdauung, so mutmaßte ich, müsse die Darmflora ausgewogen sein, während eine geschädigte Darmflora als Ursache von Verdauungsproblemen angesehen werden müsse. Doch es war erheblich vielschichtiger, als ich zunächst dachte. Die Verdauung wird nämlich von zwei unterschiedlichen Feldern gesteuert. Eines wirkt über die Meridiane direkt auf das körperliche Geschehen – die Biochemie – und steuert die inneren Sekretionen, die Produktion der Verdauungssäfte. Ein weiteres, in einem anderen Licht leuchtendes Feld schickt eine vom Milzchkra ausgehende Information direkt zur Darmflora.

Wenn ich hier von Licht spreche, meine ich kein für unsere Augen sichtbares Licht, sondern ein besonderes Licht, das in einer höheren Frequenz strahlt, im ultravioletten Bereich. Das eine dieser beiden Felder ist somit, wie gesagt, biomagnetischer Natur, steuert bestimmte Organfunktionen und kann bei Krankheit gut mit heilenden Händen korrigiert werden. Das Licht des zweiten Feldes kann jedoch, wenn dies nötig sein sollte, nur mithilfe der Geistheilung korrigiert werden. Außersinnliche Betrachtungen dieses Lichtes ergaben, dass es bei einer gestörten Darmflora lediglich schwach leuchtet und dass bei schweren Verdauungsstörungen manche seiner Farbanteile ganz ausfallen.

Ein gesundes Biolicht im dritten Chakra strahlt weißgelb, weswegen ich das dritte Chakra als die Sonne unserer Darmflora bezeichne. Die Darmflora braucht dieses Licht zum Leben. Fehlen einige Frequenzen, was in Farbveränderungen sichtbar wird, leiden oder sterben unsere Helfer im Darm und unverträgliche Mikroben, die mit starker Vermehrung auf das veränderte Spektrum reagieren, können das chemische Gleichgewicht im Darm empfindlich stören.

Das Milzchakra hat aber noch eine weitere Bedeutung. Die von hier ausgehenden Lichtfrequenzen werden in alle Körperzellen getragen und stimulieren die Organellen beziehungsweise Mitochondrien, jene Hauptenergieträger der Zellen, die in ihrer Struktur den Bakterien ähnlich sind. Diese regelnde und belebende Energie aus dem dritten Chakra ist eine sehr wichtige Stütze für das Immunsystem. Eine Immunschwäche geht daher immer auch mit einer Schwäche im Milzchakra einher. Auch die Zellregeneration leidet, wenn das Biolicht aus dem Milzchakra fehlt.

Das Milzchakra kann also der Auslöser für Abwehrschwäche und mangelnde Zellregeneration sein. Und selbst wenn Dramen, Tragödien und Schockerlebnisse subjektiv als unverdaulich und unauflösbar erlebt werden, kann sich das Licht aus dem dritten Chakra verändern, und zwar so sehr, dass die entsprechenden Frequenzverschiebungen einen ähnlichen Vorgang auslösen wie im Darm: Die Chemie der Zellen, der Zellstoffwechsel, verändert sich, und weil das Lebenslicht nur noch schwach leuchtet oder gar erloschen ist, entarten die Zellen und der Boden für Tumore ist bereitet.

Wenn wir als Heiler Krankheiten behandeln wollen, die aufgrund von Fehlfunktionen des dritten Chakras entstanden sind, dann heißt das: Wir müssen uns auf die jeweilige Energie einstellen, müssen uns in sie einfühlen und Anteil daran nehmen. Nur wenn es uns gelingt, die Lichtebene zu erreichen und die leidende Seele mit ihrem Mangel an Licht zu erspüren, können wir dieses Bild an die geistige Ebene vermitteln und um Korrektur bitten. Ist die Darmflora entartet oder wuchern

Körperzellen, sind Lichtveränderungen absolut notwendig. Gleichzeitig können wir die körperbezogenen Mängel im Biomagnetischen mit den Händen korrigieren.

Das Spektrum an Eigenschaften, Neigungen und Bedürfnissen der Seele, das sich hier im dritten Chakra zum Ausdruck bringt, ist sehr breit und die gebündelte Energie auf drei Ebenen wirksam:

- *auf der physischen Ebene* mit den Verdauungssekreten der Galle und der Leber, des Magens und der Bauchspeicheldrüse. In diesem Cocktail der Verdauungssekrete spielen Enzyme und Hormone eine wichtige Rolle.
- *auf der energetischen Ebene* mit dem Sonnengeflecht und den Meridianen der Bauchorgane. Diese beiden Energiesysteme steuern nicht nur die Produktion der Verdauungssekrete, sondern auch die Entgiftung über Leber, Niere und Darm.
- *auf der Lichtebene*, wo die feinste Berührung der Seele mit dem Körper und den Bioenergien stattfindet. Hierbei geht es um die lebenserhaltenden, energetischen Informationen der kleinsten Einheiten, aus denen jeder Organismus besteht: Mikroorganismen und Zellen.

Heilungen über das Milzchakra bringen außer einer körperlichen Reaktion immer auch tiefgreifende Veränderungen des Erlebens, des Denkens, des Fühlens und des Verhaltens mit sich. Der sich dabei verändernde Bewusstseinszustand öffnet eine Tür zum Unbewussten und den dort gespeicherten Informationen, dem stillen Wissen, zu dem wir normalerweise keinen Zugang haben. Das erlöste Milzchakra erlaubt nun das

Fließen der gefühlsmäßigen Intuition. Je mehr sich ein Heiler darüber bewusst wird, auf welcher Ebene er reguliert und heilt, umso erfolgreicher wird sein Bemühen sein.

Vom dritten Chakra aufwärts spielt das Einfühlen, die Anteilnahme eine immer wichtigere Rolle. So wie die Farben der Chakren von Rot zu Violett immer kürzer werdende Lichtwellen anzeigen, schwingen die Muster der Seele immer feiner, je weiter sie in die oberen Chakren aufsteigen. Dieses Erfühlen der Seelenmuster in den sieben Chakren zu erlernen, dauert in der Regel mehrere Jahre. Wenn es schließlich gelingt, die volle Bandbreite aller Seelenmuster zu erfassen und gleichzeitig auf der bioenergetischen und physischen Ebene Kontakt zu halten, ist der Weg frei für »ansteckende Gesundheit«, und die beginnt im Herzchakra.

Heilen – das Herzchakra

In den drei untersten Chakren geht es um den Willen, die Entgiftung und die Ernährung des Körpers. Im vierten Chakra folgen nun Erhaltung, Regeneration und Heilung. Das Herzchakra ist das Zentrum des Systems.

Darüber liegen die drei geistigen Chakren, darunter die drei auf den Körper bezogenen Energiezentren. Wir haben in den unteren Zentren das außersinnliche Riechen und Schmecken, im Herzchakra das Fühlen und somit die volle Breite von Anteilnehmen, Einfühlen, Herzlichkeit, Harmoniebedürfnis und Liebe. Das Erspüren dieser Eigenschaften und das Eindringen in die höhere Dimension der Liebe und Zuwendung ist eine Notwendigkeit für jeden Heiler.

Wählen Sie Ihre Entspannungstechnik. Sie sollte zweierlei bewirken: Entspannung und Wachheit. Wenn Sie andere Dimensionen der Wirklichkeit und der Wahrnehmung erleben möchten, müssen Sie möglichst jeden Gedanken loslassen und ganz im Hier und Jetzt sein.

Lassen Sie Gedanken an Ereignisse aus der Vergangenheit – auch an Belastendes, das gerade geschehen ist – einfach vorbeiziehen, denn während Sie darüber nachdenken, was war und was geschehen könnte, sind Sie nicht uneingeschränkt in der Lage, sich in das einzufühlen, was ist.

Die nächste Herausforderung besteht darin, sich nicht einzumischen, neutral zu bleiben. Sobald Sie das, was Sie wahrnehmen, in irgendeiner Form beurteilen, werden Sie in eine andere Richtung gerissen. Nehmen Sie einfach nur wahr. Empfinden Sie. Dabei geht es nicht um Leistung oder darum, irgendein Ziel zu erreichen. Jeder Augenblick, in dem Sie entspannt und wach sind, ist Ziel und Sinn in sich. Wenn drei Voraussetzungen gegeben sind, nämlich

- ein entspannter, wacher und konzentrierter Zustand;
- Losgelöstheit und Abstand von vergangenen und aktuellen Situationen;
- völliger Verzicht auf Urteile;

sind Sie bereit, ganz bestimmte Qualitäten zu entwickeln, zum Beispiel Mitgefühl, Bescheidenheit, Verständnis, Sympathie und Liebe. Erspüren Sie diese Bereitschaft in Ihrem Herzzentrum. Anteilnehmen und Einswerden beziehungsweise Verschmelzung bedeutet: Es gibt kein Hier und Dort, kein Ich und kein Du. Lassen Sie Ihre aktive Wahrnehmung ruhen, während Sie passiv und aufmerksam bleiben. Ganz behutsam lenken Sie nun Ihre anteilnehmende Aufmerksamkeit auf betroffene Organe, Körperteile oder Körperbereiche. Wenn sich Beschwerden nicht in bestimmten Körperteilen lokalisieren lassen, erfassen Sie den Zustand als Ganzes.

Halten Sie Ihre Empfindungen fest. Fühlen Sie, welche Emotionen damit verbunden sind und welche Bilder auftauchen. Es können Symbole, Farben oder Bilder wie in einem Film sein. Wenn diese Phase beendet ist, und das spüren Sie, können Sie aus der Anteilnahme herauskommen und nächste Schritte vorbereiten. Oder Sie übergeben alles, was Sie erfühlt haben, Ihrem geistigen Helfer und bitten um Heilung. Nach einiger Zeit und wenn Sie viel Übung im psychometrischen Erfassen haben, werden Sie genau wissen, wie es weitergehen soll. Am Anfang ist es sicher vorteilhaft, wenn Sie sich eine energetische Brücke vorstellen – einen Lichtstrahl, der eine Verbindung herstellt zwischen Ihrem Herzen und dem Herzen des Menschen, den Sie behandeln.

Vielleicht sind Sie auch schon einmal einem Menschen begegnet, in dessen Gegenwart Sie schlagartig spürten: Alle Probleme verflüchtigen sich und ein tiefes Gefühl von Frieden, Liebe, vielleicht sogar Heiterkeit stellt sich ein. Wenn Sie durch Ihre Anteilnahme und die Bitte um Heilung ein solches Gefühl auslösen, können Sie davon ausgehen, dass ein geistiger Strom der Heilung durch Sie hindurchfließt. Während eine solche Verschmelzung stattfindet, kann es sein, dass Sie eine neue Sichtweise, eine neue »geistige Perspektive« gewinnen: Sie empfinden sich als Vermittler zwischen zwei Welten. In der einen nehmen Sie Anteil am Geschick anderer, in der anderen ergibt sich ein Dialog mit der Geistigen Welt, der Ihnen zutiefst hilfreich sein kann.

Auf dieser Stufe der sogenannten »geistigen Telepathie« können Erkenntnisse aufkeimen, die auch anderen Menschen von Nutzen sein können. Versuchen Sie immer wieder zu ergründen, auf welcher Stufe Sie mit Ihrer Medialität angelangt sind. Jeder Klient stellt eine Herausforderung dar und verlangt von Ihnen, bestimmte außersinnliche Qualitäten zum Einsatz zu bringen. In Ihnen schlummert die Vollkommenheit, doch nur langsam und durch viele außersinnliche Einsätze lernen Sie, mit dieser göttlichen Kraft umzugehen. Wenn Sie eine Einstellung der Dankbarkeit, Demut und Liebe zu Allem-was-ist pflegen, ist jeder Klient ein Geschenk und jeder geistige Kontakt führt zum Erwachen neuer Bewusstseinsanteile. Sie sind mehr, als Sie zu sein glauben!

Das Herzchakra ist das Zentrum aller Heilungen, die auf den drei Ebenen des Lebens stattfinden. Das Immunsystem und die Zellregeneration – angebunden an unsere seelische Kraft – erhalten unseren physischen Körper.

Unser geistiges Potenzial ist das Bewusstsein, das genau weiß, wie alles sein sollte. Es ist die Erinnerung, das gegenwärtige Wirken und die Planung zugleich. Diese den Körper bildende, erhaltende und auch Veränderungen zulassende Matrix ist die Grundlage aller Heilungen. Unsere Seele, die in den Heilungsprozessen als Dirigent fungiert, greift immer auf diese geistige Matrix, diesen geistigen Bauplan zurück. Die Seele als vermittelnder Teil wirkt dabei mit einer Geschwindigkeit, die unser Denken weit in den Schatten stellt.

Molekularbiologische Forschungen, so las ich, haben ergeben, dass in einer einzigen Zelle unseres Körpers pro Sekunde zwischen zehn- und zwanzigtausend chemische Prozesse ablaufen – und unser Körper besteht aus rund 60 Billionen Zellen. Obwohl diese Prozesse auf unvorstellbar kleinem Raum ablaufen, muss dies mit äußerster Präzision geschehen, damit all unsere Zellen ihre unterschiedlichen Aufgaben erfüllen können. Das funktioniert nur, weil unsere Seele – unser Unbewusstes – dieses enorme Wissen und Können mitbringt, das auf einem Weltkongress für Neurologie folgendermaßen mit dem Wissen unseres Tagesbewusstseins verglichen wurde: Wenn wir unser bewusstes Wissen auf CDs speichern würden, hätten wir einen fingerdicken Stapel. Wenn wir die gesamte Leistung unseres Unbewussten auf CDs brennen würden, wäre dieser Stapel acht Kilometer hoch.

Die Tatsache, dass Heilung auf so kleinem Raum und mit so großer Geschwindigkeit abläuft, ist der Grund, weshalb wir sie nicht sehen können. Wir sehen immer nur das Resultat. Das gilt auch für das Geistige Heilen. Selbst bei den Lichterscheinungen und Bildern, die viele Heiler sehen, handelt es sich nur um Gleichnisse. Unsere Seele vermittelt uns Informationen der unterschiedlichsten Art, immer abhängig von Erfahrung, Wissen und Können. Dabei kann die erworbene Medialität sehr unterschiedlich wirken. Sie kann den Körper direkt beeinflussen, als Materialisierung oder Entmaterialisierung. Sie kann den Energiefluss in den Meridianen ebenso neu ordnen wie den Nervenstrom. Sie kann ganze Programme verändern, was auch Schicksal und Karma einschließt. Doch all das ist und bleibt nur eine Vermittlung, allerdings eine, bei der die Informationsdichte unvorstellbar groß ist. Ein japanisches Bioplasma-Forschungsinstitut behauptet, im Zustand der Medialität könne unser Bewusstsein über ein Chakra so viele Informationen übermitteln wie alle Fernsehsender der Welt gleichzeitig. Ich könnte meine eigenen Erfahrungen beim Vermitteln von Heilinformationen über mein Herzchakra nicht erklären, selbst wenn ich es wollte. Etwas zu erwirken, ohne es erklären zu können, stellt eine Herausforderung für unser Tagesbewusstsein beziehungsweise unser Denken dar. In meiner Erklärungsnot wandte ich mich an meinen guten Freund

und Helfer in der Geistigen Welt. Meine Frage lautete: »Ich möchte wissen, um besser helfen zu können: Wie schafft es unsere Seele, die Macht des Geistes einströmen zu lassen? Gibt es eine Erklärung, wie wir Menschen diese Transformation bewältigen?« Daraus entwickelte sich in mehreren Meditationen ein Dialog, den ich hier wiedergeben möchte.

Als Erstes wurde mir erklärt:

Jede für die gesamte Schöpfung erdenkliche Form und Entwicklung ist im kreativen Geist bereits vorhanden. Es ist das Sein. Ihr könnt es Gottesbewusstsein oder kosmisches Bewusstsein nennen. Das ganze Universum ist davon durchdrungen. Jede eurer Seelen gehört dazu. Ihr seid ein Teil dieses Seins. Ihr seid da im Sein, wie ihr seid und wo ihr seid. Euer Anteil am Ganzen ist euer Dasein. Ihr seid ein Teil des Seins und nehmt teil am kreativen Geist. Als Teil des Ewigen, großartigen Ganzen seid ihr auch mit dem Wirken des Seins vertraut. Ihr seid da im Sein, in eurer Wirklichkeit, und in dieser eurer Wirklichkeit habt ihr Anteil an der Kraft des schöpferischen Seins.

In der besonderen Form eurer Lebendigkeit hier auf Erden seid ihr Empfänger und Mitgestalter der Evolution zugleich. Somit seid ihr vertraut mit den schöpferischen Informationen des Seins. Ihr seid als Mitwirkende erschaffen. Dich bewegt die Frage: »Wie ist das Mitwirken am unendlichen Strom der schöpferischen Kraft zu verstehen in deiner polaren Welt, in der es Anfang und Ende gibt, die Zeit?« Eure Seele hat gelernt, nach den Gesetzen des Schöpferischen zwischen zwei Welten zu vermitteln. Sie beherrscht die Transformation aus dem Sein, dem ewigen Jetzt, zu den Welten der Wirklichkeiten. Eure Seele bleibt dabei im Jetzt. Was sie tut, ist immer Gegenwart. Sie hat aber gelernt, alle Informationen aus dem ewigen Jetzt in das materielle Bewusstsein von Raum und Zeit zu übertragen.

Für euer an den Körper gebundenes Bewusstsein existiert die Zeit mit Vergangenheit und Zukunft, doch ihr lebt immer im Jetzt, ob bewusst oder nicht.

Damit sind wir bei einer Erklärung: Heilen durch eine die Zeit verändernde Technik, wie du es anwendest und auch lehrst. Das ist die Antwort. Nur für euer körperbezogenes Bewusstsein gibt es die Zeit. Sie ist eine Notwendigkeit für euer denkendes Bewusstsein im Gehirn. Einzig mithilfe zeitlicher Abläufe könnt ihr in eurer Wirklichkeit lernen und Kreativität erwerben. Die Zeit ist der Stoff für eure Bewusstseinserweiterung. Wenn ich durch dich Heilungen auslöse, sind sie immer jetzt, sofort, spontan. Weil aber eine unerfahrene Seele die Zeit zum Lernen benötigt, denn jede Heilung ist auch ein Lernprozess, passen wir die Zeit der Heilung an die Erfahrung der Seele an.

Damit du keine Probleme mit dem Verstehen der Heilungen hast, haben wir dir die »Heilung durch Zeitreise« vermittelt. In Gedanken kannst du nun mit der Zeit spielen und bekommst dabei den Eindruck, etwas erklären zu können – alles braucht seine Zeit –, obwohl die Heilung im Grunde längst geschehen ist. Wir wirken aus der Geistigen Welt immer jetzt, spontan, und weil jede Seele als Seiende im Jetzt ist, ist es für uns Geistführer ein Leichtes, Heilungen ohne »Zeitverlust« zu erwirken. Nur die Gesetze der Evolution verhindern, dass für euch im Zeitbewusstsein Lebende alles spontan entstehen kann.

Viel schwieriger ist es für uns, die wir jenseits eurer Zeit wirken, das an Raum und Zeit Gebundene zu erfassen. Wir sind immer auf die Vermittlung der Seelen angewiesen. Es wäre für uns einfach, sehr schnell auf jeden Hilfeschrei einer Seele – ich komme mit den Bedingungen, ich komme mit meinem Körper nicht mehr klar – zu reagieren. Doch die Unerfahrenheit der Seelen lässt dies nicht zu. Zum einen bleibt unsere Hilfe aus, weil eine individuelle oder kollektive Aufgabe sie verhindert. Zum anderen sind noch längst nicht alle Seelen in der Lage, die im Raum-Zeit-Kontinuum ablaufenden Geschehnisse auch ins ewige Jetzt zu transformieren. An anderer Stelle sagte ich dir, dass wir einzig energetische Erscheinungen von der stofflichen Welt empfangen, und wenn eine Seele Informationen transformiert, können wir nur mit der Präzision antworten, die in der Vermittlung gegeben ist. Bedenke das.

Auf meine Frage an meinen Geistführer: »Wie schafft es die Seele, diese unvorstellbar große Menge an Daten von der Welt der Erscheinungsformen ins ewige Jetzt zu vermitteln?«, bekam ich umgehend die folgende Antwort:

Jede Seele hat gelernt, für alles, was einem von euch jemals geschehen ist und geschehen wird, ein Symbol zu benutzen. Du kannst dir das so vorstellen: Dir widerfährt ein Missgeschick, und du schneidest dich in den Finger. Der gesamte Vorgang, angefangen mit der Uhrzeit, über den Ort, die Art des Messers, dein Gemütszustand und dein Denken bis hin zu dem ganzen Drumherum, wird auf ein einziges Symbol reduziert, zum Beispiel einen roten Punkt. Alle Seelen, die je in einem menschlichen Körper lebten, haben es beim gleichen Unfall genauso gemacht. Dieser millionenfach benutzte »rote Punkt« ist für uns als Helfer das Symbol, das uns sagt: Du hast dich in den Finger geschnitten.

Alle Seelen verwenden die gleichen Symbole für die gleichen Ereignisse. All diese Symbole sind bei uns gespeichert, und daher können wir den gesamten Ablauf samt dem Zustand des davon Betroffenen spontan erfassen. Wenden wir uns einem Symbol zu, das so viel Informationen beinhaltet, dass ein langes Leben nicht ausreicht, um seinen gesamten Inhalt zu erklären, zum Beispiel die Flagge einer Nation. Wenn man dir die Flagge der USA zeigen und dich fragen würde, was du darüber weißt, könntest du anfangen zu erzählen – über die Geschichte, die Menschen, die Pflanzen, die Tiere, die Flüsse und Seen, die Forschung, das Militär, das Gesundheitswesen, die Kirchen und vieles mehr, und dafür würdest du viel Zeit brauchen. Bei uns ist das nicht so. Wenn uns ein Symbol vermittelt wird, ist schlagartig alles vorhanden, was dazugehört.

Ein anderes Beispiel: Um den Inhalt eines Buches zu lesen, braucht ihr Zeit, aber gleichzeitig ist der ganze Inhalt des Buches in jedem Augenblick präsent.

Wenn ihr dies als Gleichnis nehmen möchtet, könnte man sagen: Ihr seid der Leser in der Zeit, und wir sind das Buch im ewigen Jetzt. Um es nochmals zu unterstreichen: Alle Seelen benutzen Symbole, um Ereignisse und Gegebenheiten in die Zeitlosigkeit zu vermitteln.

Jede Nacht träumt ihr in Symbolen und nutzt diese, wenn ihr eure Träume deutet. Ihr seid also auch in umgekehrter Richtung geübt und darin recht bewandert. Alles, was aus dem Geist kommt, kommt in Form eines Symbols, das von eurer Seele aufgefächert wird und in entsprechendes Handeln und Wirken fließt. Dieses Aufbrechen eines Symbols in viele Einzelinformationen braucht wieder Zeit, genau wie das Lesen eines Buchs. Dabei ist die Vermittlung von und zum Geist dreigeteilt:

1. *Euer körperbezogenes Tagesbewusstsein – Körperhaltung, Denken und Handeln – braucht Zeit.*
2. *Das Unbewusste, die Seele verleiht jeder Aktion des Physischen eine Symbolik oder sorgt dafür, dass sich aus der Symbolik eine Aktion entwickelt.*
3. *Euer geistiger Anteil ist das Symbol aller Symbole. Er selbst ist raum- und zeitlos, aber er erschafft Raum und Zeit.«*

Diese Mitteilung über die Benutzung von Symbolen in der Geistigen Welt, die durch das Wirken unserer Seele aufgeschlossen werden, war für mich phänomenal, und ich muss gestehen, dass sie meinem Verständnis sehr weiterhalf. Beschreiben wir auf der Basis der Dreiteilung, die mein Geistführer vorbrachte, einmal eine Heilung, wie sie unsere Selbstregulation täglich bewirken kann: Wir schneiden uns in den Finger. Sofort reagiert unser Körperbewusstsein mit Schmerz – meine Funktion ist gestört! – und mit Blutgerinnung, damit wir nicht verbluten. Hinzu kommen unser Wissen und unsere Erfahrung mit Erste-Hilfe-Maßnahmen. Unsere Seele formt aus dem Geschehen eines oder mehrere Symbole und übermittelt sie an den Geist. Dieser wiederum schickt ohne jeden Zeitverlust helfende Regulierungen aus dem kollektiven Wissen in Form von Symbolen an die Seele zurück, und die Seele setzt diese in für den Körper notwendige Aktionen um. Dieser Prozess der Notabwendung ist allen Lebewesen auf dieser Erde vertraut. Er ist angeboren und gehört zum Leben. Die Notabwendung steht vor der Heilung, und ohne sie kann keine Heilung stattfinden. In unserem Fall mit dem verletzten Finger wird nun alles für die Heilung Notwendige eingeleitet.

Das Immunsystem wird über das Herzchakra beziehungsweise die Thymusdrüse alarmiert. Die Körperbildekräfte und die Zellregeneration werden verstärkt angeregt, und alle für die Heilung notwendigen Stoffe und Substanzen werden bereitgestellt. Je mehr Erfahrungen eine Seele hat, desto zügiger und problemloser wird sich die Wunde schließen und verheilen können. Jede Heilung ist ein Zusammenspiel zwischen dem Körperbewusstsein, der seelischen Vermittlung und der Bereitstellung einer Vollkommenheitsidee aus dem kollektiven und göttlichen Bewusstsein.

Als Heiler unterstützen wir die Arbeit der Seele, und bei unerfahrenen, unwissenden Seelen übernehmen wir sie zum Teil. Die Effektivität dieser unterstützenden Tätigkeit wächst im gleichen Maße, wie unsere Anteilnahme und die Vermittlerrolle unserer Geistführer stärker werden. Die Hilfe geistiger Wesen ist für eine Heilungsvermittlung dieser Art unerlässlich. Eine unerfahrene Seele beherrscht die Transformation zwischen Körper und Geist nur unvollständig und leidet. Doch so wenig, wie wir für einen Menschen leben können, können wir das Wirken einer Seele beeinflussen. Also wirkt der Heiler »anstelle« der leidenden Seele, nimmt Anteil an deren Not, verwandelt diese in Symbole und empfängt das Notwendige, das dann in die Selbstregulation einfließen kann.

Geistheilung läuft also parallel zum Transformationsprozess des Kranken ab. Die Hilfe, die ein Geistheiler gibt, ist sozusagen ansteckend, und zwar in dem Sinne, dass die meisten Seelen von der Perfektion des parallel ablaufenden Vermittlungsstroms angeregt werden, es ihm gleichzutun. Der letzte Schritt zur Heilung – das Eindringen der Information in die Körperfunktionen – ist Selbstverwirklichung. Der dabei entstehende Gleichklang bewirkt einen im Unbewussten des Kranken ablaufenden Lernprozess und fördert die Gesundung des Körpers. Wenn es gelingt, diesen Gleichklang zu erzeugen, setzt das ein, was ich »ansteckende Gesundheit« nenne.

An dieser Stelle möchte ich darauf hinweisen, dass es mir keineswegs darum geht, Ihnen einen Glauben aufzudrängen oder einen solchen gar zu erzwingen. Es ist vielmehr so, dass wir alle stets aufgefordert sind, uns mit neuen Ideen anzufreunden und, falls sie uns zusagen, mit ihnen zu leben, bis sich zeigt, ob sie der Wahrheit entsprechen. Wenn wir die geistige Kraft respektieren und nutzen, kann unser Bewusstsein in Bereiche vorstoßen, die jenseits dessen liegen, was der normalen Sinneswahrnehmung zugänglich ist. Weil es sich hier um Dinge handelt, die das Leben oder Überleben von Menschen betreffen, ist es durchaus gerechtfertigt, dass wir uns ernsthaft mit den Möglichkeiten der Intuition befassen sowie mit Mitteilungen, die Sensitive auf der ganzen Welt telepathisch empfangen und die anscheinend von höheren Intelligenzen ausgehen. Wir können es uns nicht länger leisten, sie zu ignorieren, auch wenn sie heftig an unseren bestehenden Gedankengebäuden rütteln.

Ein Öffnen des menschlichen Bewusstseins für schöpferische, erhebende Energien bietet sowohl dem Individuum als auch der Menschheit als Kollektiv beispiellose Möglichkeiten. Viele dieser Möglichkeiten, die wir in unserer *Schule der Geistheilung* lehren, bestehen im Einfühlen und Mitteilen und laufen über das Herzchakra ab. Die Aktivierung des vierten Chakras ist für jeden Heiler eine Notwendigkeit, weil alle Leben erhaltenden Botschaften über dieses Energiezentrum wirken. Das Grundprinzip aller Heilungen über und durch das Herzchakra ist die Liebe. Als gebende, nicht urteilende Kraft bildet die Liebe die Basis für jede Art von Heilung.

Eine der wärmsten und tiefsten Empfindungen beim Heilen entsteht, wenn sich die Energien aus dem Wurzelchakra und dem Scheitelchakra mit denen aus dem Herzchakra verbinden und eins werden. Die Kraft, die dadurch entsteht, kann jedes Heilwunder vollbringen. Der Lebenswille (Wurzelchakra) drückt sich dann so aus: »Ich liebe das Leben. Alles, was ich tue, will ich mit Liebe tun. Ich will mit Liebe heilen.« Aus der zweiten Verbindung – Herzchakra-Scheitelchakra – entsteht Liebe zur Schöpfung, Liebe und zu Gott.

Der irdische Wille und der göttliche Wille sorgen im Zentrum der Liebe dafür, dass Heilung ihre höchste Wirkung entfalten kann. Jetzt können wir erleben, dass es wahr ist, wenn man sagt: »Für Gott ist alles möglich.«

Ein sechzigjähriger Mann, ein Bauer, kam mit folgendem Anliegen zu mir: »Die Ärzte haben bei mir einen Tumor hinter dem rechten Ohr, einen anderen im rechten Lungenflügel und einen weiteren, schnell wachsenden in der Leber festgestellt und geben mir eine Lebenserwartung von höchstens drei Monaten. Ich muss aber noch mein ganzes Vermögen aufteilen, denn ich habe bisher kein Testament gemacht, und die Zeit, die mir die Ärzte geben, reicht mir nicht, um alles zu regeln. Bitte versuchen Sie mit Ihren Möglichkeiten, die Zeit bis zu meinem Tod zu verlängern.«

Weil der Klient einen gefassten Eindruck auf mich machte, fragte ich ihn daraufhin: »Wollen wir nicht lieber an Heilung denken als an einen Aufschub?«

»Das geht nicht. Ich habe mehrere Ärzte konsultiert, und alle sagen das Gleiche: Heilung ist nicht möglich, und meine Lebensspanne ist nur noch kurz.« Er war nicht umzustimmen und fügte hinzu, dass er sich bei Gott schon für sein bisheriges Leben bedankt habe. Das Einzige, was er noch wolle, sei eine gerechte Aufteilung seiner Güter, um nach seinem Tod Streit unter seinen Erben zu vermeiden.

Des Menschen Wille ist sein Himmelreich, dachte ich und begann mit der Behandlung. Der Klient saß auf einem Stuhl, ich stand hinter ihm und legte zur Einstimmung die Hände auf seine Schultern. Während ich mich in ihn einfühlte und mit ihm verschmolz, trug ich seine Bitte um Lebensverlängerung vor. Ohne dass ich darum gebeten hatte, verstärkte sich die Energie in meiner Kundalini, das erste und das siebte Chakra erstarkten und das Herzchakra erreichte etwa das Dreifache seiner normalen Stärke. Es war die Kraft, die ich immer dann spüre, wenn von höchster Ebene beschlossen wird, Materie zu bilden oder aufzulösen. Meine Hände klebten fest auf den Schultern des Klienten, und ich hatte Hitzewallungen in den Armen. Nach wenigen Minuten hörte all das wieder auf, und ich spürte, wie etwas auf meine rechte Hand tropfte. Langsam öffnete ich die Augen und sah, dass es Schweiß war, der vom Kopf des Klienten tropfte. Nachdem ich ganz aus der leichten Trance zurückgekehrt war und mir den Klienten anschauen konnte, stellte ich fest, dass seine rechte Körperseite vollständig schweißnass war – aber nur die rechte Seite, links war alles trocken.

Noch nie hatte ich während einer Behandlung eine solche körperliche Einseitigkeit erlebt. Wärme bis zum Schweißausbruch ja, aber dann am ganzen Körper. Einige Tage später erhielt ich die Nachricht, alle drei Tumore seien verschwunden, einfach nicht mehr vorhanden. Fast ein Jahr später erfuhr ich, dass dieser Klient innerhalb von sechs Monaten alle seine Angelegenheiten geregelt hatte und danach an einem Herzschlag verstorben war. Man kann darüber denken, wie man will. Bei mir drängte sich der Gedanke auf, dass die Seele durch die Nachricht der Ärzte in den Glauben verfallen war, sie habe nur noch wenige Monate zu leben, und daher ein Sterbeprogramm inszeniert hatte.

In den folgenden Jahren habe ich noch zweimal erlebt, dass ein Klient überzeugt war, mit seiner Krankheit nur noch so und so lange leben zu können. Auch in diesen Fällen trat der Tod pünktlich zum geplanten Zeitpunkt ein, obwohl zuvor eine Heilung stattgefunden hatte. Natürlich dachte ich, dass diese Klienten zum angekündigten Zeitpunkt sterben mussten, weil sie so fest an eine bestimmte Todeszeit geglaubt hatten. Aber warum hatte dann vorher noch eine Heilung stattgefunden? Welchen Sinn hatte das gehabt? Bei nächster Gelegenheit fragte ich meinen geistigen Freund und bekam folgende äußerst aufschlussreiche Antwort:

Der freie Wille des Menschen ist in der Lage, aus dem Physischen heraus den Tod zu denken. Ein Todeszeitpunkt ist nicht relevant.. Das Das Ende tritt nur dann ein, wenn das für dieses Leben geplante Ziel erreicht wurde und gleichzeitig keine Angst vor dem Sterben besteht.

»Aber warum noch eine Heilung, wenn schon alles beschlossen ist?«, wollte ich wissen.

In allen drei Fällen wirkte die Gnade. Das Leben war erfüllt und abgeschlossen, es gab keine Angst vor dem Tod, und ein tiefer Glaube an Gott und an ein Weiterleben im Geiste war vorhanden. Wie du weißt, trat der Tod in allen drei Fällen schnell und schmerzlos ein. Die Heilungen waren ein Geschenk für ein nach geistigen Gesetzen gut geführtes Leben und ein seelisches Erwachen.

Es war also offenbar so, wie ich schon vermutet und manchmal auch beobachtet hatte, zum Beispiel als Astrologe in den Horoskopen von Klienten: Wenn bestimmte Bedingungen erfüllt sind, hat die Seele die freie Wahl zu bleiben oder zu gehen. Der oben ausführlich geschilderte Fall ist allerdings einzigartig und hat keine Allgemeingültigkeit. Außergewöhnliche Heilungsergebnisse können nicht verlangt oder herbeigewünscht werden. Nicht einmal eine Fürbitte garantiert, dass eine so mächtige Kraft in Erscheinung tritt. Ich glaube sagen zu dürfen, dass nur die höchste Instanz, die wir Gott nennen, bestimmt, wie und mit welchem Resultat Heilung geschieht. Ich habe einen guten »Draht« zu meinen geistigen Helfern, doch auch sie müssen passen, wenn eine Heilung in dieser Dimension stattfindet. Als ich sie fragte, wo ihre Vermittlung denn an ihre Grenzen komme, bekam ich zur Antwort:

Unsere Möglichkeiten sind wohl anders und wirksamer als deine, aber wir brauchen genauso Hilfe wie du. Auch wir haben so etwas wie Geistführer, doch diese Aussage ist nur ein Gleichnis, denn hier herrschen andere Gesetzmäßigkeiten, die nicht mit den euren verglichen werden können.

Wenn Sie als Heiler mich fragen würden, was Sie tun sollen, um eine Vereinigung dieser drei Chakren – Wurzelchakra, Herzchakra und Scheitelchakra – zu erreichen, müsste ich passen. Man kann zwar lernen, ein einzelnes Chakra zu aktivieren, unter bestimmten Umständen auch zwei, aber wie der »göttliche Dynamo« angeworfen wird? Keine Ahnung. Ich bin jedoch zuversichtlich, dass wir der Antwort auf diese Frage umso näher kommen, je besser wir die Geistheilung erklären können. Geistiges Heilen allein aus unserem Tagesbewusstsein und vor dem Hintergrund unserer irdischen Erfahrungen zu erklären, dürfte allerdings nicht möglich sein. Da gibt es einfach noch zu viele offene Fragen: Was ist Leben? Was ist der Sinn unseres Daseins? Welchen Gesetzen folgt die Transformation zwischen Körper und Geist? Und viele mehr.

Die einzige Chance, die wir haben, besteht in der Bewusstseinserweiterung, doch diese muss auf drei Ebenen stattfinden: Die Naturwissenschaften, die naturwissenschaftliche Forschung und unser logisch analytisches Denken bilden die Grundlage, auf der sich die außersinnliche Wahrnehmung entwickeln sollte. Ohne eine solche Basis ist das Außersinnliche weder erklärbar, noch kann es genutzt werden, sondern liefert bestenfalls Stoff für Mythen und Märchen.

Die im Unbewussten schlummernden Fähigkeiten sollten in ihren Gesetzmäßigkeiten erforscht werden, wie es ansatzweise in der Parapsychologie geschieht, sowie durch Suchen und Forschen im Bereich der Hypnose, der Suggestion, der psychosomatischen Wechselspiele sowie der Wirkweisen von Akupunktur, homöopathischen Hochpotenzen und Energieübertragungen von Mensch zu Mensch, beispielsweise beim Handauflegen. Erst wenn die inneren Werte unseres Unbewussten in ihren Grundzügen erklärbar sind, besteht die Möglichkeit, die »Chefetage« des Bewusstseins zu erreichen.

Noch haben leider nur sehr wenige Menschen Zugang zu ihrem geistigen Ursprung gefunden.

In Trance empfangene Botschaften, wundersame Heilungen und Prophetie sind lediglich Anzeichen dafür, dass erste Kontakte stattgefunden haben.

Ein Durchbruch zum Überbewussten, der für eine Erklärbarkeit dieser Phänomene sorgen würde, wäre möglich, wenn viele »Hochsensitive« und »Medien« ihre Erfahrungen austauschen würden. Das begann aber erst in jüngerer Zeit.

Meiner Ansicht nach sind bei der Verwirklichung dieser Haltung zwei Hürden zu überwinden: Naturwissenschaft und Religion. Solange eine von beiden den Anspruch stellt, allein gültig zu sein, ist der Weg in die Erklärbarkeit verbaut. Bisher war die Zeit noch nicht reif für diesen Weg, aber nun mehren sich die Anzeichen für einen Wandel, denn immer mehr Menschen sehen einen Sinn darin, den Schleier zu lüften und das Licht der Erkenntnis leuchten zu lassen.

Wie meine Geistfreunde immer wieder betonen, könnte unsere Seele als eine Art Dolmetscher fungieren und wir könnten über die Neigungen, die Talente, aber auch das Unvermögen des uns noch Unbewussten Erkenntnisse gewinnen, die letztlich unser Bewusstsein anheben würden.

Die Seele wohnt in den Energiezentren der Chakren und wirkt über sie, und die Chakren sind in ihren Grundformen messbar und in ihren Auswirkungen erfahrbar. Nach meinen Erfahrungen bietet das Halschakra sehr viele Möglichkeiten, Unerklärliches endlich erklärbar zu machen.

Abwägen und Handeln – das Halschakra

Jeder von uns ist Teil eines Universums, eines unermesslichen, einheitlichen Feldes aus lebendiger Energie. Wenn in diesem Zusammenhang von Gott die Rede ist, muss Gott sowohl die Totalität dieser universellen Lebensenergie sein als auch jede einzelne Erscheinungsform und alle anderen Manifestationen, all die unzähligen Formen der sichtbaren und unsichtbaren Welt und noch viel mehr. All das kann unser denkendes Bewusstsein unmöglich erfassen. Jeder einzelne Teil dieser lebendigen Ganzheit ist von einer liebenden Intelligenz durchdrungen und bewegt sich so, dass Ordnung, Harmonie und Gleichgewicht aufrechterhalten bleiben. Auf den menschlichen Körper bezogen drückt sich das in Form der Heilkräfte aus, der Kräfte der Selbstregulierung.

Daraus folgt, dass auch der menschliche Geist auf dieses Bewusstsein der Einheit (Gott), der Ganzheit und des vollkommenen Seins eingestimmt sein soll.

Welche Bedeutung hat eigentlich die Zusammenarbeit mit höheren Intelligenzen? Wie können wir deren höhere Weisheit für unser Wohlergehen nutzen?

Wir sind aufgerufen, etwas zu akzeptieren, was viele von uns bisher nicht für möglich gehalten haben: Es gibt Formen intelligenten Lebens im Universum, die wir mit verschiedenen Mitteln und auf verschiedene Art und Weise kontaktieren können. Wann immer wir dies wollen.

Dieses intelligente Leben, das nach universellem Gesetz und im Dienste einer höchst universellen Macht handelt, ist bemüht, uns Erdenbürger in jeder Notlage beizustehen.

Wir haben die freie Wahl, diese höhere Intelligenz entweder anzuerkennen und mit ihr zusammenzuarbeiten oder uns weiterhin zu isolieren und nur mit unseren eigenen Problemen zu beschäftigen. Was uns überholt erscheint.

Höhere Intelligenzen können uns nur dann helfen, die vielen Schwierigkeiten zu überwinden, die wir uns selbst bereiten, wenn wir unser Denken direkt oder indirekt neu ausrichten und eine Verbindung zum Höheren anstreben.

Meine Erfahrungen haben mich gelehrt, dass höhere Intelligenzen die klare Absicht haben, mit uns zusammenzuarbeiten. Wir dürfen aber niemals vergessen, dass uns der Schöpfer einen freien Willen gegeben hat.

Eine Zusammenarbeit kann niemals erzwungen werden und sie wird auch nicht dadurch zustande kommen, dass wir einfach passiv bleiben und darauf warten. Es kann durchaus zugelassen werden, dass ein plötzliches Unheil oder eine Krankheit uns eine heilsame Lehre erteilt, damit wir unser Verhalten ändern. Erst wenn wir unsere Entscheidungsfreiheit dazu benutzen, Änderungen im Denken und Verhalten vorzunehmen, wird die Hilfe kommen – oft von ganz allein.

Hilf dir selbst, dann hilft dir Gott!

Sind wir vielleicht einfach nur Beobachter oder sind wir in Wahrheit vielmehr Mitgestalter der Schöpfung?

Betrachten wir das bisher Gesagte nun aus dem Blickwinkel der Chakraphysiologie. Die Energiedimensionen des fünften Chakras stellen uns vor eine Aufgabe, die man mit »Mensch, begreife dich und deine Welt« betiteln könnte. In diesem Zentrum herrscht die pulsierende Kraft der Gegensätze, der Polarität im Physischen wie im Psychischen, und diese Kraft hat die Tendenz, unsere Ausdrucks- und Verhaltensweisen zu formen. Unsere Einstellung zur Welt.

Im Halschakra lernt die Seele durch und mit dem Körper sowie mit jenem Teil unseres Gesamtbewusstseins, der mit der physischen Welt verbunden ist und zu dem auch unser Denken gehört. Unsere Seele, die aus der Einheit des Geistes kommt, lernt in einem menschlichen Körper jenen Teil des Universums kennen, in dem die Polarität Grundlage der Existenz ist. Gleichzeitig bleibt ein Teil von ihr mit der Einheit des Geistes verbunden und wird zum Vermittler zwischen dieser Einheit und der Vielheit ihrer Schöpfung. In diesem Sinne sind wir jederzeit und in vollem Umfang Mitgestalter der Schöpfung – keine reinen Beobachter, sondern Teilhaber, die kraft ihres freien Willens und mit all ihrer Kreativität am Schöpfungsplan mitwirken dürfen.

Im Halschakra verbinden sich die aufsteigenden Energiemuster aus den unteren Chakren mit den Inhalten des sechsten und des siebten Chakras, wobei das Halschakra unter anderem die Rolle eines Vermittlers spielt – zwischen Denken und Fühlen, Logik und Emotionalität. Unsere Gedanken äußern wir über das Sprechen (Halschakra), und dies ist auch der Ort, an dem Gefühle unsere Handlungsweisen beeinflussen. Wir können auch sagen: »Hier spricht jemand aus dem Herzen« und »Hier handelt jemand mit Sachverstand.«

Bewusstseinserweiterung erfordert hohe Vernunft, Logik und Wissen. Gleichzeitig möchten wir aber auch, dass an all unseren Entscheidungen das Herz beteiligt ist.

Die Seelenanteile, die sich hier im fünften Zentrum verwirklichen, müssen sich einerseits mit den Gesetzen der Polarität auseinandersetzen und andererseits die Einheit erkennen, zur Einsicht kommen. Wie schwierig das ist, können wir erkennen, wenn wir uns fragen: Ist Gott die schöpferische Superintelligenz oder ist er der Gott der Liebe? Ganz sicher ist er beides. Er ist die Einheit. Wenn wir uns irgendwann mit Gott vereinigen sollen, was in vielen Religionen angestrebt wird, muss die Vereinigung zunächst in uns selbst stattfinden, und dafür bietet das Halschakra alle Voraussetzungen.

Betrachten wir zunächst die für die Beziehung zwischen Körper und Seele wichtigsten Elemente. Jedes einzelne Chakra steuert bestimmte, nicht nervlich bedingte Funktionen und ist Spezialist in seinem Aufgabenbereich. Die bis heute bekannten Aufgaben des Halschakras sind die Folgenden:

- Das gesamte Akupunktursystem mit sämtlichen Meridianen unterliegt den blau leuchtenden Energien des Halschakras. Daraus können wir ableiten, dass ein großer Teil aller außersinnlichen Eindrücke, die wir jederzeit wahrnehmen, über das nach außen offene Meridiansystem den Weg zur Seele findet. Die Ein- und Austrittspunkte der Meridiane an den Fingern und Zehen verschaffen uns außersinnlich Zugang zu vielen Informationen, die uns unsere fünf Sinne nicht bieten können.

- Jede psychosomatische Erkrankung zeigt sich zuallererst in den Energiemustern des Halschakras beziehungsweise des Halsnebenchakras.
- Im pulsierenden Feld des Halschakras liegt die Schilddrüse. Das Chakra reguliert nicht etwa deren Struktur, sondern vielmehr die Ausschüttung und Aktivierung der Schilddrüsenhormone, die beispielsweise für den Kalziumhaushalt und damit die Knochendichte sowie maßgeblich für die Verdauung zuständig sind. Fettleibigkeit oder Magersucht gehen immer mit Störungen des Halschakras einher. Der wichtigste hormonelle Faktor, der von hier aus reguliert wird, ist die Balance zwischen Depression und Aggression, unser Temperament.

Dies sind nur die drei wichtigsten Regulierungen, die vom Halschakra ausgehen. Es gibt noch mehr, aber ich möchte es zunächst dabei belassen und auf die Heilungsmöglichkeiten eingehen, die das Halschakra bietet. Allen wichtigen Organen unseres Körpers ist ein Meridian zugeordnet. Dieser kann direkt behandelt werden, etwa mit Akupunktur oder Bioresonanztherapie, aber die Behandlung wird nur dann erfolgreich sein, wenn das Halschakra mitwirkt. Chakren können jedoch nur mit Chakrenenergie verändert werden. Die Grundvoraussetzung für einen Geistheiler ist seine Fähigkeit, in diesen Mustern des Lebens zu wirken. Geistheilung ist also die ideale Ergänzung für andere Energietherapien, besonders wenn sie erfolglos bleiben.

Welche Möglichkeiten zur Regulierung haben wir als Heiler, wenn der Verursacher der Krankheit nicht klar zu erkennen ist?

Im Halschakra braucht unsere Seele für ihre Selbsterfahrung und Selbstverwirklichung mehr Zeit als in anderen Chakren. Während es in den ersten vier Chakren um Aufbau, Erhalt und Pflege des Körpers ging, steht jetzt der Erwerb von Wissen an, besonders von Wissen um die Gesetze der physischen Wirklichkeit und ihr Wechselspiel mit den unsichtbaren Kräften des seelisch-geistigen Bewusstseins. Die Unkenntnis dieser sich gegenseitig bedingenden Felder führt unweigerlich in die psychosomatische Erkrankung. Oder anders ausgedrückt: Bei Erkrankungen, die keinen sichtbaren Verursacher haben und die der Mensch offenbar ohne jede äußere Einwirkung hervorbringt, besteht immer der Verdacht, dass das Psychisch-Seelische überfordert ist. Für uns Heiler ist es viel schwerer, diese psychosomatischen Erkrankungen zu heilen oder auch nur einen Verursacher für sie zu finden, als Krankheiten zu behandeln, die einen klaren Hintergrund haben, zum Beispiel falsche Ernährung, Strahlenbelastung, traumatische Erlebnisse, Unfallfolgen und dergleichen. Klienten mit einer psychosomatischen Erkrankung, deren Verursacher unklar ist, können selten sofort geheilt werden. Vielmehr müssen sie über mehrere Behandlungen langsam in die Genesung hineinwachsen und dabei auch Rückschläge in Kauf nehmen.

Krankheiten mit unklarem Verursacher erzeugen einen enormen Leidensdruck, gehen meist mit zahlreichen energetischen Ungereimtheiten einher und können nur dann erfolgreich ausgeheilt werden, wenn der Klient bereit ist, den vom Geistheiler aufgedeckten Mitverursacher zu akzeptieren und die Situation durch eigenes Bemühen zu verändern. Heilung findet in kleinen Schritten statt, gepaart mit Umdenken und einer veränderten Lebenseinstellung. Vor allem falsche Glaubenssätze sind sehr schwer im Energiefeld eines Menschen zu erkennen. Erst wenn sie sich als Disharmonie und Leidensdruck bemerkbar machen, ist ein Aufdecken möglich. Jetzt kann der Heiler aufgrund seiner psychometrischen Begabung in die betreffenden Disharmonien eindringen und die im Unbewussten liegenden Muster einordnen.

Einen solchen Fall möchte ich nun vorstellen.

Ein etwa fünfzigjähriger Mann klagte über zunehmende Müdigkeit und Trägheit. Seit zwei Monaten war er in ärztlicher Behandlung, aber keines der Mittel, die er bekommen hatte, zeigte eine Wirkung. Im Moment war es so schlimm, dass er seine Arbeit als Kellner in einem Kaufhausrestaurant nicht mehr verrichten konnte. Als Erstes betrachtete ich mir seine Chakren. Alle außer dem Halschakra zeigten die niedrigste, noch gesunde Dynamik. Das Halschakra wies etwa dreißig Prozent seiner Normalenergie auf und war farblos grau. Nach meiner Vermessungsskala empfindet ein Mensch Leidensdruck, wenn die Energie in einem Chakra unter fünfzig Prozent des Normalwerts sinkt, und ab etwa dreißig Prozent entsteht das Bedürfnis, sich hinzulegen.

Es ist keine Leistung mehr möglich.

Ich machte mich auf die Suche nach dem Verursacher des Leistungsabfalls: Elektrosmog, Mangelerscheinungen wegen falscher Ernährung, zwischenmenschliche Belastungen, unerlöste Konflikte. Nichts davon lag vor. Die Schwäche im Halschakra blieb weiterhin ein Rätsel. Weil alle anderen Chakren zwar schwach, aber noch im gesunden Bereich waren, brach ich die Suche ab, denn ich habe die Erfahrung gemacht, dass langes Suchen den Klienten ermüdet, besonders wenn dabei nichts gefunden wird. Das Einzige, was mir nach dieser erfolglosen energetischen Diagnose richtig erschien, war eine Behandlung, denn in ähnlich gelagerten Fällen hatte ich außerdem die Erfahrung gemacht, dass diagnostizierbare Felder zu finden sind, sobald eine Seele mit geistiger Energie konfrontiert wird.

Nach der zehn Minuten dauernden Behandlung war jegliche Schwäche aus dem Halschakra gewichen, eine schöne blaue Farbe ließ sich erkennen und auch die anderen Chakren hatten sichtlich an Stärke gewonnen. Der Klient zeigte daraufhin nur eine einzige Reaktion: Er saß aufrechter auf seinem Stuhl und seine Schlaffheit war gewichen.

Ich bat ihn, in einer Woche wiederzukommen, um zu berichten, wie sich sein Befinden verbessert habe.

Als er nach einer Woche wiederkam, beschwerte er sich darüber, dass nach der Behandlung alles so laut sei – die Stimmen der Menschen, der Straßenlärm, alles dröhne regelrecht in seinem Kopf. Ich konnte ihn beruhigen, denn das ist normal. Wenn ein Mensch aus einer physischen Depression kommt, nimmt er plötzlich alle Eindrücke deutlicher wahr, auch Geräusche. Was sich nach der Behandlung positiv verändert habe, wollte ich wissen. »Meine Kollegen fragen mich: Was ist denn mit dir passiert? Du rennst ja plötzlich.« Das zeigte sich auch an seinem Erscheinungsbild, er wirkte, als hätte er deutlich mehr Energie als vorher.

Dann sagte er mir, er habe seit ein paar Tagen Schmerzen im linken Knie. Meine Untersuchung ergab eine sehr hohe Energiedichte in allen Meridianen und auch im Halschakra. Es war jetzt noch dynamischer als vor einer Woche unmittelbar nach der Behandlung. Der schnelle Übergang vom erschöpften zum gereizten Energielevel war womöglich der Grund für die Knieschmerzen. In der folgenden Behandlung nahm ich also etwas Energie heraus, wie ich das bei jedem entzündlichen Prozess tue. Der Erfolg gab mir recht, die Knieschmerzen waren verschwunden.

Abermals eine Woche später kam der Klient schmerzfrei, allerdings völlig abgeschlafft wieder. Sein Energielevel war erneut im Keller. Und so ging es sechs Behandlungen lang weiter: überzogene Werte nach einem energetischen Aufbau, die, wenn sie gedämpft wurden, zurück in die Nichtfunktion fielen. Mir blieb einfach nichts anderes übrig, ich musste meinen Geistführer fragen.

Hier seine Antwort:

Die Seele beherrscht den Ausgleich im Meridiansystem nicht. Jede energetische Information wird einseitig im Plus- oder Minusfeld gehalten.

»Wie können wir helfen?«, fragte ich nach.

Es gibt eine Möglichkeit, die innere Ruhe in diesem Bereich der Seele wiederherzustellen. Versetze ihn in eine tiefe Entspannung, dann ziehen wir die Energie von oben nach unten aus den Chakren, bis auf die Überlebensenergie. Mach dir keine Sorgen, wenn er dabei in eine körperliche Starre fällt. Dies ist ein energetischer Reinigungsprozess für die Seele. Anschließend werde ich vom Wurzelchakra aus die Kundalini und alle Chakren wieder aufbauen. Du wirst den Erfolg deutlich sehen.

Gesagt, getan. Die Behandlung war dann auch ein voller Erfolg, der Klient verließ mich in einem ausgeglichenen Gemütszustand, und der blieb zum Glück stabil.

Obwohl dieser Fall extrem ist, besonders was die Anzahl der Behandlungen betrifft, sind die Erfolge bei Behandlungen des Halschakras immer schwankend und stellen sich selten spontan ein. In keinem anderen Chakra sind Heilerfolge so stark an neue Erkenntnisse gebunden wie im fünften. Schließlich geht es hier um die Auflösung einseitiger Verhaltensweisen. Vertrautes und lang Gepflegtes im Ausdruck und in den Verhaltensweisen aufzugeben, fällt niemals leicht, zumal Handlungsweisen innig mit den eigenen Charaktereigenschaften verbunden sind. Auch wenn einseitiges und extremes Verhalten der Hauptgrund für psychosomatische Erkrankungen sind, ist eine Abkehr davon oft nur angesichts von Schmerz und Leid möglich. Die konservative Seite eines jeden von uns wird immer dazu tendieren, beim Alten zu bleiben und auf Erfahrungen zu pochen.

Selbst wenn die Zeiten sich geändert haben, bewegen wir uns gern auf eingefahrenen Gleisen weiter. Der alte Spruch »Schuster bleib bei deinen Leisten« war in der Vergangenheit sicherlich von Bedeutung, doch heute, in dieser schnelllebigen Zeit, in der ganze Berufsgruppen einfach verschwinden, ist Anpassung an die Verhältnisse gefragt, denn bei Sturheit und mangelnder Anpassungsbereitschaft ist der Leidensprozess vorprogrammiert. Das Vermeiden charakterlicher Einseitigkeiten ist eine ernst zu nehmende Aufgabe für unsere Seele. Sind wir im Denken (sechstes Chakra) nicht flexibel und können wir nicht mehr als eine Meinung vertreten und gelten lassen, werden wir früher oder später für unsere einseitigen Handlungsweisen bestraft.

Was hat die Welt der Gegensätze mit unserem Halschakra zu tun? Wie gelingt es uns als Heiler die psychisch-seelischen Schwingungsmuster in Harmonie zu bringen?

Die polare Weltordnung stellt eine Herausforderung dar für unsere Seelen, denen es darum geht, die Mitte, die Einsicht, zu finden, und wir sind aufgefordert, dieses bipolare Wechselspiel als Übungsfeld zu erkennen. Nur wenn wir das Zentrum der Ruhe in uns selbst finden, können wir eintauchen in Friedfertigkeit und Gelassenheit. Hier im Halschakra lernt unsere Seele, was sie lassen muss. Es geht hier nicht um richtig und falsch, das sind auch nur Polaritäten. Die Welt der Gegensätze ist vielmehr das Fundament, die Basis, auf der wir erreichen, was unser aller Ziel ist: Weisheit, gelebtes Wissen. Damit sich unser Bewusstsein mit dem Allbewusstsein vereinen kann, kehren wir von der Einheit kommend über die Polarität zur Einheit zurück. Unser wunderbarer Körper strahlt Lebendigkeit in Harmonie nur dann aus, wenn alle Gegensätze ausgeglichen sind. Damit unsere Seele den Körper erreicht, passt sie sich ihm mit polaren Verhaltensmustern an. Wenn es ihr gelingt, die psychisch-seelischen Schwingungsmuster in Resonanz mit den körperlichen Schwingungen zu bringen, entsteht das lebensbedingende Wechselfeld der Psychosomatik, dessen steuernder Kern das Halschakra ist.

Gelingt es uns als Heiler, die psychosomatische Ordnung beziehungsweise Unordnung eines Klienten zu erfassen, haben wir Einblick in das Bemühen seiner Seele um Ordnung und Harmonie. Die Meridiane und das Halschakra können wir als Repräsentanten der physischen Evolution im Verbund mit der geistigen Dimension verstehen. Im Einflussbereich des Halschakras liegt die Halswirbelsäule, deren Bewegungsmöglichkeiten eingeschränkt werden, wenn die täglichen Entscheidungen nicht mehr frei getroffen werden und die Dinge nicht mehr locker »von der Hand gehen«. Verspannungen und Verkrampfungen der Nackenmuskulatur sind sehr weit verbreitet und lösen oft eine Kettenreaktion von Funktionsstörungen aus. Die aus dem Rückenmark austretenden Nervenstränge werden durch die verhärtete Nackenmuskulatur so stark behindert, dass sie ihre Aufgabe – die Versorgung der Organe und Körperteile – nicht mehr ausreichend erfüllen können. Das kann zu vielfältigen Problemen führen: in Schultern und Armen, mit der Schilddrüse, den Stimmbändern, im Hals- und Rachenraum, mit Zähnen, Augen und Ohren sowie mit der Durchblutung des Kopfes. Die Ursache dafür ist oft im Psychisch-Seelischen zu suchen, in den energetischen Prozessen, die im Halschakra ablaufen.

Wenn im Halschakra Turbulenzen, Ausfälle, Einseitigkeiten oder Blockaden zu beobachten sind, ist es sehr wahrscheinlich, dass eine psychische Einseitigkeit vorliegt. Aggression oder Depression, Hartnäckigkeit oder Nachgiebigkeit, Wut oder Güte, Hass oder Friedfertigkeit, Unentschlossenheit oder Handlungsbereitschaft – beinahe endlos ist die Liste der Gegensätze, mit denen wir uns als Seele auseinandersetzen müssen. Die deutsche Sprache kennt etwa viertausend Redewendungen und Begriffe zur Beschreibung von Charaktereigenschaften. Wenn wir diese auf Grundbegriffe reduzieren, bleiben etwa tausend übrig. Davon sucht sich unsere Seele etwa zweihundertfünfzig aus, aus denen sie ihr charakterliches Profil bildet. Dieses Profil schließt natürlich auch problematische und schwer zu lebende Eigenschaften ein – und muss sie sogar einschließen, denn unsere Aufgabe mit dem Ziel der Bewusstwerdung besteht in der Auseinandersetzung mit den Gegensätzen. Sind wir geizig, müssen wir lernen, dass Freigebigkeit auch ihr Gutes hat. Und ein rechthaberischer Mensch wird lernen müssen, dass andere Menschen auch recht haben können.

Solange wir Eigenschaften an den Tag legen, die eindeutig verletzend, erniedrigend oder entwürdigend sind, ist es wahrscheinlich, wenn auch nicht sicher, dass wir irgendwann bereit sind, positive Veränderungen zuzulassen. Bauen wir unser Leben hingegen nur auf scheinbar guten Eigenschaften wie Freude, Glaube und Vergebung auf, wird uns deren Schattenseite sicherlich nicht zusagen und es wird uns schwerfallen, sie anzuerkennen. Doch selbst wenn wir diese Schattenseite und die entsprechend dunklen Eigenschaften nicht leben wollen und auch nicht leben müssen, ist es eine Tatsache, dass es sie gibt. Sie gehören einfach zur polaren Welt. Wollen wir immer nur gut sein, kann unsere Seele nicht lernen und nicht wachsen. In der polaren Welt kommen wir nun einmal nicht darum herum, uns auch mit den destruktiven Werten auseinanderzusetzen. Das heißt nicht, dass wir diese Werte vertreten oder gar vertreten sollten, aber kennen müssen wir sie. Jeder Mensch bringt unterschiedlich viele mehr oder weniger schwer zu lebende Eigenschaften mit und strampelt auf seine ganz individuelle Weise dem Licht und der Vollkommenheit entgegen. Und damit dies ein wenig schneller geht, hilft uns unser Körper ab und zu auf die Sprünge, indem er mit Fehlfunktionen auf Einseitigkeiten in unserem Verhalten reagiert.

Wenn es zur Krankheit kommt, haben wir die Chance zur Selbstregulation nicht genutzt.

Wann wird das eigene Fehlverhalten zur psychosomatischen Erkrankung? Ist unsere Seele in der Lage, Krankheiten oder Fehlfunktionen im Geist aufzulösen?

Grundsätzlich ist jede Seele in der Lage, Krankheiten oder Fehlfunktionen im Geist aufzulösen und die Not abzuwenden. Sie tut nichts weiter für sich selbst, als was ein Geistheiler für andere tut beziehungsweise vermittelt. Über ihre Matrix, den eigenen geistigen Bauplan kann sie jederzeit Hilfe anfordern. Unter extrem schwierigen Bedingungen, zum Beispiel wenn sie bestimmte Verhaltensweisen bisher überhaupt noch nicht gelebt hat, kann ihr geistiger Bezugsrahmen allerdings unzureichend sein. Doch bevor es zu einer Krankheit kommt, hat die Seele die Möglichkeit, ihr eigenes Fehlverhalten zu korrigieren, indem sie sich über Erlebnisse mit anderen Menschen und dem gesamten Umfeld selbst erkennt. Sollte es der Seele nicht gelingen, ihre eigenen Neigungen, Bedürfnisse und Ausdrucksweisen im Spiegel ihres Umfelds zu erkennen und zu harmonisieren, fällt der Prozess in die physische Ebene und wird zur psychosomatischen Erkrankung. Nun wird der Mensch über den Körper mit dem Unvermögen seiner Seele konfrontiert.

Wo auf diesem Weg in die höhere Bewusstheit sich ein Mensch gerade befindet, zeichnet sich im Halschakra und in den Meridianen ab. Wir als Heiler können mit den aus der energetischen Diagnose gewonnenen Daten helfen, diesen Weg zu verkürzen – vorausgesetzt, der Klient macht mit, und zwar auf allen drei Ebenen: Körper, Seele und Geist.

Die Hilfe des Heilers besteht in einem solchen Fall darin, die Verbindung zum Geistigen herzustellen. Ist die Seele in der Lage, die zur Vollkommenheit drängenden Informationen anzunehmen und zu integrieren, kann es auf der Ebene des Körpers zu einer Spontanheilung kommen. Hier, im Bereich des Halschakras besteht diese weniger in einer materiellen Korrektur, als vielmehr in einer Veränderung und Neustrukturierung der Charaktereigenschaften und Neigungen. Kommt ein Klient in den Genuss, andere, neue Verhaltensmuster in sein Persönlichkeitsprofil aufzunehmen, dauert es meist einige Tage, bis er wieder mit sich klarkommt.

Ein Klient berichtete, er sei »drei Tage lang wie im Nebel oder in Watte verpackt herumgelaufen«, bis er sich seiner neuen inneren Ordnung bewusst wurde. Ein anderer Klient, der stets in Depressionen verfallen war, wenn eine wichtige Entscheidung anstand, sagte: »Als ich nach der Behandlung aus Ihrem Haus ging, musste ich mich an der Tür festhalten, so verändert drang die Welt auf mich ein. Alles war plötzlich in ganz intensive Farben getaucht, die Geräusche waren so nah, und ich nahm alle Eindrücke aus einer nie gekannten Perspektive wahr. Ich brauchte eine ganze Woche, bis ich mit dieser Klarheit der Eindrücke zurechtkam.« Andere erzählten von neuen Freundschaften, die sie geschlossen, und von Beziehungen zu Familienmitgliedern, die sich spontan gebessert hatten. Und alle waren freudiger und hatten das Gefühl, nun besser mit ihrem Leben klarzukommen.

Es ist möglich, das erfolgreiche Behandeln körperlicher Krankheiten mit den Mitteln der Geistheilung in wenigen Jahren zu erlernen. Die Heilung einer gestörten Persönlichkeit ist sehr viel schwerer zu erwirken, und viele Heiler schaffen es nie. Das hängt wahrscheinlich mit dem Einfühlen zusammen. Das ist eine echte Gabe. Bevor ich meine psychometrische Begabung einsetze, um mich in eine fremde, notleidende Psyche einzufühlen, muss ich mich selbst festigen, damit ich dem Ansturm der Emotionen und dem starken Leidensdruck, der dort herrscht, standhalten kann. Da ist es schon einfacher, nur energetisch zu heilen. Das führt ebenfalls zum Erfolg, dauert nur etwas länger.

Wenn wir das weite Feld der psychosomatischen Erkrankungen betrachten, laufen die meisten Heilbehandlungen über die Meridiane und die Verbindungen zwischen dem Halschakra und den anderen Chakren ab.

Diese Energiesysteme sind sehr gut diagnostizierbar und ermöglichen einen Einblick in das Wechselspiel von Körper und Psychisch-Seelischem. Ein erfahrener Heiler ist in der Lage, den jeweiligen Entstehungsprozess einer Funktionsstörung hier abzulesen. In der anschließenden Beratung und Behandlung sollten die Störfelder benannt und gezielt behandelt werden. Mit entsprechender Erfahrung im energetischen Diagnostizieren ist es möglich, sehr unterschiedliche Funktionsstörungen zu erkennen:

- rein körperliches Leid, etwa bedingt durch falsche Ernährung, vorübergehend oder bereits chronisch,
- aber auch rein psychisches Leid, zum Beispiel Angst oder Schlafstörungen,
- eine psychosomatische Erkrankung, vorübergehend oder bereits chronisch,
- seelisches Leid,
- durch Ablagerungen verursachte Erkrankungen.

Wie wichtig ist das Übermitteln einer genauen Diagnose für die Hilfestellung aus der Geistigen Welt?

Nach allem, was ich in entsprechenden Dialogen erfahren habe, ist es für meine geistigen Führer leichter zu helfen, wenn ich ihnen meine Beobachtungen möglichst präzise übermittle. Die energetischen Felder, in die wir uns einfühlen, sind von der Energieart und der Frequenz her so unterschiedlich, dass ein sofortiges Vermitteln Qualitätsverluste mit sich bringen kann. In unserer Ausbildung zum Heiler zeigte sich entsprechend, dass ein Heiler, der die einzelnen Felder zunächst außersinnlich durchleuchtet und dann vermittelt, bessere Heilerfolge hat. Dies möchte ich Ihnen an einem einfachen Beispiel verdeutlichen.

Ein etwa fünfzigjähriger Mann kam mit Gehbeschwerden am rechten Bein zu mir. Drei Jahre davor hatte er sich dieses Bein bei einem Unfall gebrochen, aber alles war, wie der ärztliche Befund bestätigte, zur vollen Zufriedenheit versorgt worden. Nur die Schmerzen waren geblieben. Sie tauchten vor allem bei Drehbewegungen auf, was zur Folge hatte, dass der rechte Fuß aufgrund der Schonhaltung, die der Klient ständig einnahm, mehr als normal nach außen gedreht war.

Ich ging bei meiner Diagnose davon aus, dass der ärztliche Befund richtig war, und suchte nach Schwächen in der Selbstheilungskraft des Klienten. Dabei stieß ich als Erstes auf eine Störung in der Kommunikation zwischen erstem und fünftem Chakra, die auch bei gesunden Menschen Ausfälle im Bewegungsapparat verursachen kann. Das Wurzelchakra ist, wie wir wissen, für die gesamte Muskulatur zuständig und das Halschakra für den Kalziumhaushalt (Knochendichte).

Wenn zwischen diesen beiden Chakren kein Informationsaustausch stattfindet, entstehen degenerative Prozesse, und wenn Muskeln und Knochen bereits geschädigt sind, heilen sie unter diesen Umständen schwerer.

Dieses Bild vermittelte ich und bat um Heilung. Die Heilungsenergie kam sofort, und eine erneute Betrachtung der Chakren ergab, dass die Regulierung erreicht worden war. Dies teilte ich dem Klienten mit. Doch als ich ihm erklären wollte, dass ich nun sein Bein behandeln würde, meldete sich mein Geistführer und sagte:

Er soll in etwa zehn Tagen wiederkommen. Dann kann das Bein geheilt werden.

»Warum das?«, fragte ich nach.

Deine ganze Heilberatung war gut seinem wissenschaftlichen Denken angepasst. Frage ihn mal, er ist Physiker. Wenn du ihm jetzt erklärst, dass sein Körper nun, nachdem die Chakren reguliert sind, Zeit braucht, um die entsprechenden Substanzen zur Heilung aufzubauen, wird er es glauben. Wenn wir gleich alles regeln würden, würde es ihm schwerfallen, die Heilung zu akzeptieren.

Meine Beratung fiel dann genauso aus, und der Klient humpelte aus dem Praxisraum. Gut eine Woche später kam er mit denselben Gehbeschwerden wieder, und ich fühlte mich in sein Bein ein. Die Nervenenergie war gut, Lymphe und Kreislauf ebenfalls, und die Spannung dieser drei Meridiane ließ auch nichts zu wünschen übrig. Das Heilzentrum war in bester Verfassung und die vor einer Woche wiederhergestellten Verbindungen waren immer noch stabil.

Ich versenkte mich in die Struktur des Beines und übermittelte meine Beobachtungen nach »oben«. Da begann der Heilstrom durch meine Hände zu fließen, die ganze Behandlung dauerte etwa zehn Minuten. Das Ergebnis war völlige Beschwerdefreiheit und ein erstaunter Klient.

Wie dieser Fall zeigt, bemüht sich die Geistige Welt, eine Heilung, wenn diese angesagt ist, so geschehen zu lassen, dass der Klient den Vorgang vor dem Hintergrund seiner Glaubenssätze annehmen kann. In anderen Fällen, in denen es zu Spontanheilungen kam, war der Klient oft der festen Meinung: »Mir kann nur noch ein Wunder helfen.«

Kann über die Behandlung der Chakren auch der Charakter eines Menschen verbessert werden? Und welche Rolle spielt das Halschakra dabei?

Gestärkt durch die Erfolge in diesem und anderen Fällen ist mein Vertrauen in die Heilvermittlung immer größer geworden. Mittlerweile kann ich auch damit umgehen, dass eine Heilung manchmal ausbleibt oder nur teilweise geschieht. Diese Einstellung ist besonders wichtig, wenn es um Regulierungen im Halschakra und den dazugehörigen Meridianen geht. Am schwierigsten sind Harmonisierungen immer dann zu erreichen, wenn gravierende Einseitigkeiten im Charakterlichen vorliegen. Wenn Aggressionen von Eigenschaften untermauert werden, die etwas mit unkontrollierbaren Emotionen zu tun haben, oder wenn einzelne, einer gewissen Mutlosigkeit entspringende Verhaltensweisen sich bündeln und Antriebslosigkeit oder gar Depression hervorrufen, ist Geistheilung wirkungslos. Dann müssen zunächst die Kräfte gedämpft werden, die für diese extreme Einseitigkeit im Charakter verantwortlich sind.

Erst wenn durch Selbsterkenntnis der Wunsch entsteht, an sich zu arbeiten und Angst und Selbstmitleid abzubauen, kann Geistheilung fördernd eingesetzt werden. Charakterliches Unvermögen kann nicht weggeheilt werden, aber entsprechende Empfehlungen des Heilers können den Weg in die Ausgeglichenheit deutlich verkürzen.

Wir dürfen davon ausgehen, dass sich alle inneren Konflikte auch in Form von muskulären Blockaden oder organischen Funktionsstörungen im Körper niedergeschlagen haben. Wenn wir Heiler unsere Fähigkeiten einsetzen, um diese Störungen zu behandeln, muss der Klient nur noch an seiner Persönlichkeit arbeiten und einen Entwicklungsschritt machen. Die Entwicklung verläuft fast immer in Stufen und nach folgendem Schema:

Einseitigkeit. Als Ausgangssituation haben wir einen Zustand der Einseitigkeit. Das heißt, der Mensch lehnt vieles als unangenehm oder nicht annehmbar ab.

Hinwendung und Bewusstwerden. Der Mensch sucht nach Ursachen für sein Problem und versucht, diese aus seinem Blickwinkel zu erklären.

Ausweglosigkeit. Wenn neue Muster greifen sollen, müssen alte Muster aufgegeben werden. Diese Polarität im Bewusstsein des Menschen verwirrt: »Tu ich dies oder lass ich es? Ist es so besser oder so?«

Polarität. Ein neuer Bewusstseinszustand formt sich. Die ursprüngliche Einseitigkeit wird erweitert durch den Gegenpol und mündet in ein neues Ganzes.

Diese Bewusstseinsevolution ist einzig durch Wandlung zu erreichen. Wandlung bedeutet auch Anpassung, und Anpassung verhindert Einseitigkeit. Geistiges Heilen kann auf jeder Stufe der Persönlichkeitsfindung helfen und über die Stabilisierung der bioenergetischen Felder den Weg abkürzen und weniger schmerzhaft verlaufen lassen.

Die Energiemuster weisen jedem wissenden Heiler den Weg zur bestmöglichsten Hilfe. Er beginnt mit der Suche nach Einseitigkeit in den Energiesystemen (Stufe 1). Den suchenden Menschen (Stufe 2) erkennen wir an flackernden oder wechselnden Energiemustern. Ausweglosigkeit (Stufe 3) zeigt sich an Ausfällen im Energiefluss (schwaches Licht) bei gleichzeitigem Anheben von einzelnen Energiemustern (oft in unnatürlichen Farben). Und wenn sich ein neuer Bewusstseinszustand formt (Stufe 4), setzt die Regulierung der psychosomatischen Erkrankung ein.

Es spielt dabei keine Rolle, auf welcher dieser Stufen ein Mensch gerade steht, denn wenn wir als Heiler die zerfransten Energiemuster regulieren, fällt die Selbstfindung auf jeder Stufe deutlich leichter. Die unbewussten Kräfte werden durch die Heilenergie dahingehend stabilisiert, dass die Seele erkennen kann, in welche Richtung die Entwicklung gehen und wie es besser sein könnte. Nun kann sie versuchen, diese Stabilität selbst zu erhalten.

Inneres Gleichgewicht zu finden, ist für uns Menschen äußerst wichtig. Nur wenn es jedem unserer Teile gut geht,

geht es auch dem Ganzen gut. Und nur, wenn Frieden und Gleichgewicht vorhanden sind, können wir unseren Verstand im sechsten Chakra emotionslos einsetzen.

Wenn wir diesen Halt in uns selbst nicht haben, kann der Verstand zu einer Gefahr für uns selbst werden.

Eindrücke mental verarbeiten – das Stirnchakra

Aufgrund der beschriebenen Prozesse kann der Mensch nach einer Heilung fähig werden oder »wieder« fähig sein, sich um sich selbst zu kümmern und die noch anstehenden Entwicklungsschritte bewusst zu vollziehen.

Ein gut entwickeltes Stirnchakra ist jedoch nicht gleichzusetzen mit einem guten Intellekt. Die wahre Größe eines Menschen zeigt sich nicht im Denken, obwohl es natürlich großartig ist, wenn diese menschliche Fähigkeit hervorragend ausgebildet ist. Wahre Größe äußert sich vielmehr im Geist und in der Seele, die über das Wissen und das Können verfügen, den physischen Körper wachsen zu lassen, zu regenerieren, zu heilen und mit jenen menschlichen Fähigkeiten auszustatten, die wir alle schätzen: Vernunft, Weisheit und Liebe sowie das Denken, gepaart mit einem Sinn für Ethik und Ästhetik. Das ist wahre innere Größe.

Aus spiritueller Sicht ist das Gehirn nur ein Instrument des Geistes und nicht etwa der Sitz all dieser Fähigkeiten, die zum Gesamtbewusstsein gehören. Es ist ja auch so, dass alle sieben

Chakren Einfallstore des Geistes sind. Das Stirnchakra ist nur eines davon, das besondere Aufgaben wahrnimmt.

Wie wichtig sind die Verbindungen zwischen dem Stirnchakra und den anderen Chakren?

Der physische Teil – das Gehirn als Zentrale des Nervensystems – und der feinstoffliche Teil – die Seele – verschmelzen im Stirnchakra zu einer Einheit mit der Möglichkeit, die Wahrnehmung über die fünf Sinne mit der außersinnlichen Wahrnehmung zu verbinden.

Das sechste Chakra ist die letzte Stufe vor dem Eintreten ins Allbewusstsein des siebten Chakras. Hier, im Zentrum der höchstmöglichen Verdichtung menschlicher Wahrnehmung findet der Reifeprozess unserer Entwicklung statt, der aber nur dann in die Vollendung führen kann, wenn alle unteren Chakren entsprechend gereift und gut mit dem Stirnchakra verbunden sind. Wenn ich als Heiler einen Kranken beurteile und erkenne, dass das sechste Chakra am Unwohlsein beteiligt ist, kann ich meine Hilfe nur von unten nach oben geben, und zwar aus folgenden Gründen:

- Ist die Dynamik im Wurzelchakra ungenügend und die Verbindung zum Stirnchakra entsprechend schwach, wird Willenlosigkeit das Denken und Wahrnehmen ungünstig beeinflussen. Der Mensch hört und schaut nicht richtig hin, macht sich zu wenig Gedanken. Auch ist der Weg zu Höherem blockiert.
- Wenn die Verbindung zwischen Sakralchakra und Stirnchakra zu schwach ist, befindet sich der Mensch in einer scheinbar ausweglosen Situation. Er weiß nicht, welche

Schritte er unternehmen soll, lehnt Sexualität möglicherweise völlig ab, ist nicht in der Lage, für sich selbst zwischen brauchbar und unbrauchbar, lösen und binden zu entscheiden und hat Schwierigkeiten mit der bewussten Vergangenheitsbewältigung.

- Eine wichtige, ja notwendige Verbindung ist die zwischen Milzchakra und Stirnchakra. Wenn der Energiefluss hier mangelhaft ist, kann sich der Mensch keine brauchbaren Gedanken über die Eindrücke machen, die von außen auf ihn zukommen, und läuft Gefahr, zum Spielball seines Umfelds zu werden. Der Satz »Ich verstehe die Welt nicht mehr« beschreibt das Problem ziemlich genau: Der Mensch kann Erlebnisse nicht verdauen.
- Wenn die Energien aus dem Herzchakra nicht im Stirnchakra ankommen, werden Gefühle nicht verstanden. Der Mensch tendiert dann dazu, sich keine Gedanken über Liebe und Herzensangelegenheiten zu machen und kopflastig zu werden.
- Stirnchakra und Halschakra stehen in einer von Natur aus notwendigen Verbindung. Beide Zentren regulieren die Energiesysteme, die Meridiane und die Nerven und sind verantwortlich für eine gut funktionierende Psychosomatik. Wenn hier etwas nicht in Ordnung ist, kann das verheerende Folgen haben: psychosomatische Erkrankungen, wie beispielsweise Allergien, oder die Unfähigkeit, zwischen Recht und Unrecht zu unterscheiden. Im ungünstigsten Fall ist die Steuerung des ganzen Lebens in Gefahr. Bei allen psychisch Kranken, die ich energetisch beurteilt habe, fand ich Mängel in der Verbindung zwischen diesen beiden Chakren.

- Dramatisch wird es, wenn auch noch andere Verbindungen schwach sind oder ein Chakra so stark betont ist, dass es alle anderen unterdrückt.

Bevor Heilungen am Stirnchakra erfolgen können, müssen zunächst die Verbindungen zu den anderen Chakren geprüft und gegebenenfalls behandelt werden.

Die Chakren bedingen sich gegenseitig, und das, was über die mangelhaften Verbindungen zum Stirnchakra gesagt wurde, gilt auch für andere Verbindungen.

Im Stirnchakra selbst kann man ebenfalls Ausfallerscheinungen beobachten, meistens in Form von Schwingungsdifferenzen beziehungsweise Abweichungen vom gesunden Violett. Ähnlich wie die Behandlung des Halschakras zeigt die Behandlung des Stirnchakras selten spontanen Erfolg. Hier müssen sich sowohl Heiler als auch Klient meistens in Geduld üben, denn noch mehr als im Halschakra ist die Heilung im Stirnchakra mit Erkenntnis und Bewusstseinserweiterung verbunden. Vielleicht passt der Begriff Heilung gar nicht so gut auf das, was bei einer Behandlung des Stirnchakras geschieht – Kopfverletzungen einmal ausgenommen –, denn von hier geht selten körperliches Leid aus. Das Problem besteht vielmehr meist darin, dass die Seele Schwierigkeiten hat, mit all den Informationen, die hier zusammenströmen, klarzukommen und die Orientierung nicht zu verlieren.

Menschen mit einem gestörten Stirnchakra brauchen Lebenshilfe, sprich: Hilfe bei der Sinnfindung, und die kann nicht nur mit Worten oder durch Handauflegen gegeben werden. Was wir mit unserem Alltagsbewusstsein wahrnehmen, ist nur ein kleiner Teil des Ganzen, der zwar wichtig ist, aber eben längst nicht alles. In die Behandlung des Stirnchakras müssen die weiteren Ebenen des Seins, zu denen unser Denken gemeinhin keinen Zugang hat, unbedingt einbezogen werden. Dies ist besonders dann wichtig, wenn der Klient die Existenz eines höheren Bewusstseins leugnet, das Denken für das Größte hält und somit seine unbewussten Schichten unterdrückt. Letztlich werden wir nur in dem Maße Heilungserfolge erzielen, in dem wir Zugang zu fremden Innenwelten bekommen. Deshalb ist es von großer Bedeutung, dass wir lernen und Erkenntnisse gewinnen, um schließlich in die spirituellen Welten eindringen zu können.

Der Weg zur inneren Führung

In der Meditation und im Gebet haben wir die Möglichkeit, eine telepathische Verbindung zum höheren Bewusstsein herzustellen. Der Geist ist zwar allmächtig, aber er bringt sich ganz zart und sanft zum Ausdruck, auf eine Weise, dass wir seine innere Führung niemals wahrnehmen können, solange wir nicht gelernt haben, unser geschwätziges Tagesbewusstsein zur Ruhe zu bringen. Glauben Sie mir: Kein geistiges Wesen wird sich im Außen materialisieren, auf uns zukommen und uns Befehle erteilen. Vielmehr werden wir es telepathisch, außersinnlich, in uns selbst wahrnehmen wie eine innere Stimme, und manchmal wird es uns vorkommen, als hätten wir Fragen oder Bitten an uns selbst gestellt und sie auch selbst beantwortet oder erfüllt.

Es ist nicht einmal erforderlich, dass wir über die höheren Bewusstseinsebenen, die hier zum Einsatz kommen, Bescheid wissen. Das, was da zu uns spricht oder uns Bilder schickt, ist auch so ständig für uns da, jederzeit und immer.

Ob wir es Schutzengel nennen oder Geistführer, spielt keine Rolle. Wichtig ist, dass wir mental immer mit dieser unsichtbaren Dimension Kontakt aufnehmen können.

Wie gelingt es uns, Zugang zu höheren Ebenen des Seins zu bekommen? Wodurch wird inneres Wachstum gefördert?

Der Kontakt mit höheren Seinsebenen kann keineswegs erzwungen werden. Auch eine zu intensive Beschäftigung mit parapsychologischen Phänomenen ist nicht der richtige Weg. Das Tor zur spirituellen Erfahrung heißt Stille, Ruhen in sich selbst und geduldiges Erwarten. Der Schlüssel dazu liegt in Qualitäten wie Liebe zur Schöpfung, Demut im Sinne von Mut zum Dienen, Gottvertrauen und Dankbarkeit. Wer hindurchgehen will, sollte sich seiner eigenen Grenzen und Möglichkeiten zwar bewusst sein, aber auf keinen Fall Zaghaftigkeit oder Unterwürfigkeit an den Tag legen. Hier gilt es, alles zu vermeiden, was uns klein macht, ebenso wie theoretisches Gerede. Wenn Sie Zeuge einer neuen Wirklichkeit werden wollen, müssen Sie mit offenem Herzen und innerer Stärke auf das zugehen, was die Welt der Ewigkeit und Grenzenlosigkeit für Sie bereithält. Sobald wir gelernt haben, uns zu öffnen und als schöpferischen Kanal zur Verfügung zu stellen, werden wir erkennen, dass die höheren Welten überall dort anzutreffen sind, wo wir in der Lage sind, unsere Aufmerksamkeit auf sie zu richten.

Die höheren Seinsebenen haben die klare Absicht, den göttlichen Schöpfungsprozess voranzutreiben, und wir alle werden daraufhin geprüft, in welcher Art und Weise wir als Vermittler und Mitwirkende dazu beitragen können. Es gibt viele qualitativ unterschiedliche Ebenen der geistigen Durchdringung. Menschen, deren Medialität gut entwickelt ist, treffen tatsächlich mit Geistwesen zusammen und unterhalten sich bei vollem Bewusstsein mit ihnen. Die meisten von uns sind jedoch erst nach intensiver, eher rationaler

Beschäftigung mit diesen unsichtbaren Bewusstseinskräften bereit, ihren Einfluss als gegeben anzunehmen und den Anweisungen solcher Wesen zu folgen. Früher oder später werden wir alle stillschweigend anerkennen, dass die schöpferische Intelligenz überall am Werk ist.

Als Heiler müssen wir jedoch verstehen, dass wir für alles, was wir weitergeben, persönlich die Verantwortung tragen. Es wäre in der Tat falsch und gefährlich zu sagen, dass uns etwas als höhere Wahrheit verkündet wurde und wir daher keine Verantwortung dafür zu tragen hätten. Auch wenn sich durch unser Bemühen eine neue und intensive Zusammenarbeit ergibt, bleibt jeder von uns für seine Handlungen voll und ganz verantwortlich. Unser Vertrauen in die spirituellen Kräfte kann nur wachsen, wenn wir uns unseren Aufgaben mit Verantwortungsbewusstsein *und* Dankbarkeit stellen. Das Heilen mit geistigen Kräften erfordert ein bewusstes Aufbauen von Seelenkräften, und auch wenn uns dieser Weg in unbekannte Dimensionen führt, können wir gewiss sein, dass wir alle liebevolle, umsichtige Führer haben, die sich um uns kümmern.

Wenn wir andere Menschen behandeln, werden wir in dem Maße Heilerfolge erzielen, in dem wir Zugang zu den verschiedenen Schichten ihrer energetischen »Landschaft« finden. In dem Moment, in dem ich mein mediales Bewusstsein mit den Ebenen eines anderen verbinde und meine Aufmerksamkeit ganz darauf konzentriere, kann das »allumfassende Sein« die höhere therapeutische Unterstützung bereitstellen. Es ist kaum möglich, die Ebenen des »allumfassenden Seins« ständig bewusst zu halten, aber für die Dauer einer Heilsitzung ist es relativ leicht. Wenn Sie noch keine exakte Vorstellung von dieser alles bewirkenden Kraft haben, bitten Sie darum. Verknüpfen Sie Ihre Bitte mit der bewährten Formel: »Ich möchte wissen, um zu helfen.« *Bitte* und *danke* sind zwei für die Heilung sehr wichtige Schlüsselworte, die uns Zugang zu den feinstofflichen Schichten verschaffen. Wenn Sie diesen bewussten Zugang zur Innenwelt nicht bekommen, kann es sein, dass Ihr Alltags-Ich den Dialog verhindert, ohne dass Sie sich darüber im Klaren sind. Dass Sie sich auf der »falschen Ebene« bewegen, merken Sie daran, dass Ihr eigenes Ich seine Bedürfnisse und Vorstellungen befriedigen möchte, dass es mitsprechen oder sogar manipulieren will. So kann es geschehen, dass Ihr eigenes Ich – und damit meine ich Ihr Tagesbewusstsein – das noch zarte Vertrauen zerstört, und damit ist eine Chance auf Heilung vertan. Erweitern Sie Ihr Bewusstsein durch Ausbildung, üben Sie mit Gleichgesinnten, tauschen Sie sich mit anderen aus. Dann werden Sie mehr und mehr erfahren, auf welchen Ebenen Sie sich befinden und wie Sie den Kontakt zur Geistigen Welt verstärken können.

Natürlich können Sie auch ohne jedes Wissen über die energetischen Dimensionen des Seins um Heilung bitten oder beten, und natürlich können Sie auch ohne Diagnose nur mit liebevoller Zuwendung wirken. Sie werden damit ebenfalls Erfolg haben und vielen helfen können. Die Frage ist nur, ob Sie dem Suchenden und sich selbst damit dienen? Geistheilung ohne Hintergrundwissen hat es schon immer gegeben. Wenn sich ein Geistheiler jedoch immer wieder fragt »Was tue ich? Auf welcher Ebene des lebendigen Seins bewege ich mich? Warum leidet jemand?« und »Wer sind meine Helfer?«, kann er innerlich wachsen und zum bewussten Mitgestalter der Schöpfung werden. Werden Sie sich Ihrer Heilwirkung bewusst.

Dann werden Sie auch in Bereichen Erfolg haben, in denen die Geistheilung bisher wenig ausrichten konnte.

Viele Heiler – ich selbst eingeschlossen – haben die Erfahrung gemacht, dass das Heilen mit geistigen Kräften manchmal völlig wirkungslos bleibt. Erst als ich die verschiedenen Wirkungsfelder der Lebendigkeit sehen und erfassen gelernt hatte, stieß ich auf Störungen, die eine Blockade für die geistigen Ströme darstellten. Später war es oft möglich, solche Blockaden aufzuheben oder zu umgehen, natürlich immer in Zusammenarbeit mit meinen geistigen Helfern. Heilblockaden finden sich besonders häufig im Bereich des Stirnchakras, und zwar nicht nur im Stirnchakra und den ihm zugeordneten Wirkungsfeldern selbst, sondern auch in den Verbindungen zu anderen energetischen Zentren. Besonders die beiden Nachbarn – Halschakra und Scheitelchakra – sind, wenn ihre Verbindung zum Stirnchakra gestört ist, für viele ernst zu nehmende Krankheiten verantwortlich zu machen und sollten daher unbedingt beachtet werden.

Meine Untersuchungen an Klienten, die gegen das Geistige Heilen gewissermaßen »resistent« waren, haben ergeben, dass es bei Störungen in den Verbindungen zum Stirnchakra zwei verschiedene Varianten gibt:

1. *schwache oder gar keine Verbindungen zu den unteren Chakren und*
2. *energetische Funkstille zwischen dem Stirnchakra und dem Scheitelchakra.*

In einigen Fällen lagen auch beide Störungen gleichzeitig vor. Sind die Verbindungen zum Scheitelchakra diffus, weist oft auch das oberste Zentrum Abweichungen vom Normalen auf. Ist dies der Fall, sind Heilungen in Kürze nicht zu erwarten. Es gehört viel Erfahrung oder, noch besser, ein guter Sprechkontakt zum Geistführer dazu, um den Hintergrund einer solchen Störung zu erfassen. Störungen in der Verbindung zwischen Stirnchakra und Scheitelchakra könnte man als Karma beschreiben, wenn man diesen Begriff benutzen will.

Alles, was ich selbst herausgefunden oder als geistige Botschaft erhalten habe, geht in dieselbe Richtung: Wenn wir von psychischem oder physischem Leid reden, von Krankheit, Not und mangelnder Gesundheit, ist der göttliche Wille mit den Aktivitäten der Seele, mit dem Glauben, dem Denken, den Emotionen und dem Handeln des Menschen nicht zufrieden und erschwert die Bedingungen für seine Lebensgestaltung im eigenen Körper oder im Umfeld, wobei der Grad der Erschwernis an den Bewusstseinszustand der Seele angepasst wird. Das bedeutet: Bei gleichen Turbulenzen zwischen dem sechsten und dem siebten Chakra können die Auflagen für das Leben sehr unterschiedlich sein. In solchen Fällen kann die Hilfe, die zur Heilung oder zu einer Veränderung der Bedingungen führt, nur im Auslösen einer tiefgreifenden Erkenntnis und entsprechender Motivierung bestehen. Die Formel ist ganz einfach: *Gesundheitsprobleme und erschwerte Lebensbedingungen lassen sich niemals mit der gleichen Denkweise heilen, durch die sie verursacht wurden.*

Ist die Gebetsheilung nicht eine sehr ursprüngliche, christliche Form des Geistigen Heilens? Welchen Stellenwert hat sie in der neuen Geistheilung?

Geht die Schwäche im Ganzen auf mangelhafte Beziehungen zwischen den unteren fünf Chakren und dem sechsten Chakra zurück, so ist dies meiner Erfahrung nach ein Indiz für die Unerfahrenheit einer Seele, die den Überblick über das Ganze verloren hat oder von den anstehenden Aufgaben überfordert ist. Sollte es in einem solchen Fall nicht gelingen, mit zwei, drei Behandlungen eine Verbesserung zu bewirken, besteht mit einer Fürbitte noch Hoffnung. Eine Gebetsheilung verlangt vom Heiler und vom Klienten eine bestimmte Einstellung und Ausrichtung. Meistens steht eine Fürbitte am Ende bisher erfolgloser Heilbemühungen. Wer sie einsetzt, hofft auf Gottes Gnade. Ich habe schon mehrmals Klienten gehabt, bei denen sämtliche Therapien wirkungslos waren. Wenn ich schließlich erkannte, dass ihr Denken, ihre Lebenseinstellung und die unbewussten lebenserhaltenden Systeme mit den gegebenen Bedingungen einfach nicht zurechtkamen, versuchte ich es mit der Fürbitte.

Ein einfaches Stoßgebet wie »Lieber Gott, hilf!« bringt nur selten Heilung. Wird die Bitte um Heilung hingegen mit klaren, aus der Erkenntnis gewonnenen Fakten untermauert, ist die Wahrscheinlichkeit einer Heilung um ein Vielfaches größer. Hatte ich den Eindruck, weder der Mensch mit seinem denkenden Bewusstsein noch seine Seele mit ihren unbewussten Regulierungen könne begreifen, was hier vor sich ging, weil sie schlichtweg davon überfordert waren, formulierte ich meine Fürbitte ungefähr so:

»Lieber Gott, unendliche Weisheit und Güte, ich bitte um Aufschub in den Bedingungen für meinen Klienten. Ich habe erkannt, dass er/sie und seine/ihre Seele mit dem gesamten Bewusstsein nicht in der Lage sind, die Aufgaben zu bewältigen, die jetzt anstehen. Ich bitte um Heilung, bis das Bewusstsein meines Klienten sich so weit entwickelt hat, dass die Seele die ihr gestellten Aufgaben bewältigen kann. Ich sehe im Moment keine andere Möglichkeit, ihr zu helfen. Ich bitte um Gnade und um Aufschub bis zu dem Zeitpunkt, zu dem die Seele die Kraft hat, sich wieder ihren Aufgaben zu widmen.«

In mehreren Fällen trat eine spontane Heilung ein und in allen bemühten sich die betreffenden Klienten, ihr Leben neu auszurichten. All diese Begnadigten wies ich noch zusätzlich auf Dinge hin, die ich für veränderungswürdig hielt. In anderen Fällen konnte ich diese globale Bitte nicht vortragen, weil sich der Mensch zwar auf dem Weg der Erkenntnis befand, aber irgendwie in eine Sackgasse geraten war.

An einen solchen Fall kann ich mich noch genau erinnern. Es war eine Frau, die kreativ und bewusst durchs Leben ging, doch dann gab es einen Schicksalsschlag. Ihre Mutter wurde von heute auf morgen zum Pflegefall. Die Liebe und Zuneigung, die diese Frau für ihre Mutter empfand, waren so stark, dass sie sich entschloss, die Mutter selbst zu pflegen. Ihre Schwester wollte, dass die Mutter in ein Pflegeheim kommt, doch das lehnte meine Klientin vehement ab. All das erfuhr ich von ihr, als sie zu mir kam und um Hilfe bat, weil sich ihre Schlafstörungen jeder Therapie widersetzten. Ihr Seelenmuster zeigte ein überschwängliches Herzchakra, in dem sich ihre große Liebe zur Mutter ausdrückte. Die Verbindungen zwischen Herzchakra und Halschakra waren sehr stark – ein Zeichen dafür, dass liebevolle Behandlung (Halschakra) im Mittelpunkt ihres Handelns stand. Diese Überbetonung zweier Chakren führte dazu, dass von den ersten drei Chakren kaum noch Energie zum Stirnchakra aufstieg. Das kann man so beschreiben: Der Wille zu denken (erstes und sechstes Chakra) ist geschwächt. Mehr Zeit für Entscheidungen (Tag und Nacht) wird gebraucht. Es ist kaum möglich zu sagen, welche Schritte gemacht werden müssen und welcher Standpunkt zu beachten ist (zweites und sechstes Chakra). Es fehlt die Kraft der Erkenntnis, die nötig ist, um Eindrücke zu verarbeiten und das eigene Schicksal zu verdauen (drittes und sechstes Chakra). Gleichzeitig gab es aufgrund der geballten Energie im Herzchakra und im Halschakra kaum noch erkennbare Verbindungen zwischen diesen beiden Chakren und dem Entscheidungszentrum. Abgeschnitten von praktisch allen Informationen – was auch Energieschwäche bedeutet – konnte das Stirnchakra seine Aufgaben nicht mehr ganz erfüllen. Und eine dieser Aufgaben ist die Steuerung von Schlaf und Wachbewusstsein. Das Gute war, Stirnchakra und Scheitelchakra waren miteinander verbunden. Heilung war also möglich.

Dreimal versuchte ich mit meinen Helfern, die Chakrenenergie der Klientin auszubalancieren, aber die Korrektur war immer nur vorübergehend. Weil ich keine andere Möglichkeit sah, ihre Schlafstörungen zu beheben, ging ich zur Fürbitte über. Meine Bitte begründete ich mit der großen Liebe dieser Frau zu ihrer hilfsbedürftigen Mutter und damit, dass dadurch ihre eigene Gesundheit Schaden litt. Ich bat um Erkenntnis. Wie konnte sie die Pflege ihrer Mutter so organisieren, dass sich bei ihr keine Schlafstörungen oder andere

Krankheiten einstellten? Zwei Tage später rief sie mich an und bedankte sich für meine Fürbitte, denn ein Wunder sei geschehen. Ihre Schwester sei gestern bei ihr aufgetaucht und habe gesagt: »Du hast dich jetzt lange genug für Mutter aufgeopfert. Jetzt bin ich mal dran. In der nächsten Zeit werde ich sie bei uns zu Hause pflegen.« So kam es, dass sie seit Langem wieder mal eine Nacht durchschlafen konnte.

Mehrmals musste ich erleben, dass die Krankheit selbst nicht sofort geheilt wurde. Dafür veränderten sich die Bedingungen aber so deutlich, dass sich die Seele mit den ihr zur Verfügung stehenden Mitteln selber heilen konnte. Bevor in einem Gebet oder in einer Fürbitte um Heilung gebeten wird, sollte alles andere versucht worden sein. Erst wenn sich nach all diesen Bemühungen kein Erfolg einstellt, können wir als Heiler darum bitten. Zwar wird nicht jede Bitte erhört, aber wenn wir als Heiler lernen, unsere Fürbitte richtig zu begründen, wird es immer öfter gelingen. Gebetsheilung nimmt meist dann einen günstigen Verlauf, wenn das Stirnchakra eine gute Verbindung zum Scheitelchakra, dem göttlichen Willen, hat.

Muss ein Heiler in einer bestimmten Stimmung sein, damit er heilen kann? Oder fließt die Heilenergie immer durch ihn?

Die Heilenergie ist immer präsent, denn wir heilen uns ständig selbst. Ein Heiler hat nur gelernt, die universelle Lebensenergie durch sich fließen zu lassen und anderen zur Verfügung zu stellen. Diese Bereitschaft, etwas für andere Lebewesen zu tun, kann einzig durch mentale oder emotionale Verhaltensweisen unterbunden werden. Anders ausgedrückt: Hat ein Heiler den Kopf voller Sorgen, kann er seine Gedanken nicht konzentrieren, weil die Umstände dies nicht zulassen. Und wenn er gedanklich nicht bei der Sache ist, kann die Heilenergie nicht fließen. Das liegt nicht an der Heilenergie, sondern an der Konzentrationsschwäche des Heilers, der in diesem Moment nicht noch zusätzlich etwas für andere tun kann. Ähnlich verhält es sich mit den Emotionen. Das Einfühlen und sich Mitteilen ist die Grundform der Heilvermittlung. Ist ein Heiler unausgeglichen und aufgrund von Problemen oder äußeren Umständen emotional unkontrolliert, kann er nicht noch zusätzlich für andere wirken. Ist ein Heiler hingegen innerlich ruhig und gelassen, kann er selbst in einer unruhigen Umgebung heilen, wenn es sein muss auch in unmittelbarer Nähe einer belebten Straße.

Wenn ein Heiler durch Einfühlen und Anteilnahme auf negative oder krankmachende Kräfte stößt, können diese dann nicht auf ihn überspringen?

Weil es tatsächlich möglich ist, dass Probleme von einem Menschen auf den anderen überspringen, vermitteln wir in unserer Ausbildung zum Heiler auch ein Schutzprogramm. Bevor sich ein Heiler in einen Klienten einfühlt und Anteilnahme entwickelt, sollte er sich schützen. Leidet er mit dem Klienten, entwickelt er Mitleid im wahrsten Sinne des Wortes, und es ist vorbei mit der neutralen Stärke, die eigentlich vorhanden sein sollte. Wir haben in unserer Ausbildung erkannt, dass es neben der Heilenergie auch eine schützende Kraft gibt, die dem erfahrenen Heiler genauso zur Verfügung steht wie die Heilkraft. Er muss nur lernen, diesen Schutz aufzubauen. Es ist also durchaus möglich, in schwierige mentale und seelische Muster eines anderen Menschen einzutauchen, ohne dabei selbst zu leiden.

Wie kann ich verhindern, dass eine vom Klienten geschilderte Notlage mich emotional herunterzieht?

Diese Frage möchte ich mit einer Gegenfrage beantworten: Was unternehmen Sie als Heiler, damit sich der Klient nicht in eine bestimmte Emotion hineinsteigert? Ein leidender Mensch ist für Heilinformationen unempfänglich, besonders wenn er seine Not mit viel Gefühl schildert. Merkt der Heiler, dass er sich ebenfalls emotional engagiert und regelrecht in diese Emotion hineinsteigert, sollten sämtliche Heilbemühungen zunächst abgebrochen werden.

Ein zu starkes emotionales Engagement kann nur dadurch vermieden werden, dass sich der Heiler nicht von seiner nüchternen Betrachtung ablenken lässt und im Gespräch verhindert, dass der Klient eine subjektive Schilderung seiner Notlage vorträgt. Wenn Sie zum Beispiel fragen »Was sagt der Arzt oder der Heilpraktiker denn zu Ihrer Krankheit?«, ist die Wahrscheinlichkeit, dass Sie Fakten zu hören bekommen, sehr hoch. Wenn Sie geschickt fragen, können Sie das ganze Thema außen vor lassen. Unterhalten Sie sich mit dem Klienten über seine Krankheit und nicht darüber, wie er diese empfindet. Das ist hilfreicher.

Sie werden in einem solchen Gespräch auch erfahren, welche Möglichkeiten er selbst für seine Heilung sieht. Wenn das Gespräch über eine Krankheit ohne Emotionen geführt wird, ist eine objektive Beurteilung und meist auch Heilung möglich. Als Heiler müssen wir nur in der Lage sein, bei jedem Heilvorgang beides zum Ausdruck kommen zu lassen: die nüchterne Betrachtungsweise und das volle Gefühl der Liebe und Zuwendung.

Welchen Stellenwert hat Mitgefühl in einer Behandlung? Könnte man es durch mentale Kräfte ersetzen?

Mitgefühl ist ein Begriff von vielen, die wir verwenden, um zu beschreiben, wie wir zu anderen Lebewesen und zur Natur stehen. Mitgefühl, Anteilnahme, Einfühlung und andere derartige Eigenschaften bieten uns die Möglichkeit, mit anderen Menschen und der Natur in Einklang zu leben. Liebe und Zuwendung können nur fließen, wenn wir gefühlsmäßig verbunden sind. Unsere Gefühlswelt ist die Grundlage für ein harmonisches Zusammenleben und gleichzeitig ein Tor, durch das Heilenergie übertragen wird. Und sie bildet den Gegenpol zu egoistischem Verhalten.

Unser Denken, unsere mentalen Kräfte bilden einen anderen Teil unseres Gesamtbewusstseins, der durchaus auch zum Heilen mitbenutzt werden kann, doch seine Wirkungsweise ist ganz anders. Nehmen wir die Heilhypnose, ein gutes Beispiel für die Macht des Mentalen. Hier wird das eigene Denken und Fühlen des Klienten von der Macht des Hypnotiseurs unterdrückt und in Abhängigkeit gebracht. Mentale Kräfte können zwingend sein wie Befehle, die unseren freien Willen außer Kraft setzen, aber in manchen Fällen ist die Heilhypnose ein wahrer Segen für den Betroffenen. Das Mentale stellt zwar ebenfalls eine Form der Zuwendung dar, aber seine Motive unterscheiden sich grundlegend von denen des Gefühls.

Die Verbindung von mentaler Macht und Gefühl ist ein Segen für den Leidenden. Wenn das Denken und die Gefühle einander ergänzen, ohne dass eine Seite dominiert, wird ein Heilvorgang bestmöglichste Ergebnisse bringen. Ich gehe sogar so weit zu sagen: Wenn unsere mentalen Kräfte mit den nicht rational erklärbaren Gefühlen verschmelzen, ist die Wahrscheinlichkeit sehr groß, dass wir Dinge aufdecken, die wir bisher für ein Wunder gehalten haben. Darin besteht die »Neue Sicht des Geistigen Heilens«.

Kann Geistiges Heilen auch bei den Folgen traumatischer Ereignisse aus einem früheren Leben erfolgreich eingesetzt werden?

Geistheilung kann bei sämtlichen Leiden helfen, selbst bei solchen, die durch Karma verursacht wurden. Allerdings kann man Geistheilung nicht einfach tun oder verordnen, denn nur wenn das Bewusstsein des Kranken die geistigen Kräfte annimmt, wird es zu einer Verbesserung seines Zustands kommen. Bringt eine Seele Unwissenheit mit, und das ist nichts anderes als Karma, dann wird sich dies in den ersten beiden Chakren zeigen. Die rechts- und linksdrehenden Energiewirbel im Wurzel- und Sakralchakra bilden ein bestimmtes Muster, das zur Deutung herangezogen werden kann. Reste unerlöster Konflikte aus einem Vorleben zeigen sich vor allem in den Linksdrehungen des Sakralchakras. Ist das Wurzelchakra frei von diesem Muster, beabsichtigt die Seele, sich in diesem Leben an die Aufarbeitung des unerlösten Konflikts zu machen. In diesem Fall ist die Wahrscheinlichkeit sehr hoch, dass der heilende Prozess der Erkenntnis durch die Geistheilung unterstützt und beschleunigt werden kann.

Schwieriger wird es, wenn Störungen der links pulsierenden Felder in diesen beiden Chakren vorliegen. Dann ist die Wahrscheinlichkeit sehr hoch, dass der Wille zur Aufarbeitung fehlt. Das zeigt sich dann in der Weigerung, sich mit einem Thema zu beschäftigen, das schon im Vorleben unerlöst blieb. Wird erkannt, vor welchen Entscheidungen sich der Mensch drückt, kann mit den hier notwendigen Therapien – die Geistheilung ist nur eine davon – geholfen werden. Die links- oder rechtsdrehenden Wirbel können mit einem Biotensor oder Pendel gemessen werden. Ein chakrensichtiger Heiler wird sie direkt wahrnehmen können. Auch in diesem Fall wäre zu erwähnen, dass jede Regulierung im Chakrenbereich mit einer Bewusstseinserweiterung einhergehen muss und dass drei daran beteiligt sind: der geistige Helfer, der Heiler als Vermittler und der Klient.

Sie sprechen oft über Heilen mit Licht. Können Sie genauer erklären, um welches Licht es sich dabei handelt?

Der Mensch ist ein multidimensionales Wesen mit unterschiedlichen energetischen Regelkreisen, zu denen das Nervensystem, das Meridiansystem und die Chakren mit der Kundalini gehören. In energetischen Begriffen ausgedrückt handelt es sich um Bioelektrizität, Biomagnetismus und Biolicht. Das Biolicht wiederum ist in verschiedene Wellenbereiche mit unterschiedlichen biologischen Funktionsweisen unterteilt. Wir emittieren also unterschiedliches Licht.

Nehmen wir das langwellige infrarote Licht, auch als Wärmestrahlung bekannt. Wir brauchen dieses unsichtbare Licht zum Leben – zur Aufrechterhaltung unserer Körpertemperatur, unserer Durchblutung und unserer Körperchemie. Wir sind auf eine bestimmte Frequenz ausgerichtet, die sich unter anderem in unserer Körpertemperatur von 36 Grad Celsius ausdrückt. Diese Wärme kann auch zur Heilung beitragen, etwa in Form von warmen Umschlägen, Heizkissen, Rotlicht und des vielerorts beliebten Saunagangs. Auch wir Heiler bedienen uns dieser unsichtbaren Wärmestrahlung. Untersuchungen, die mit Heilern durchgeführt wurden, haben ergeben (Wärmebildfotografie), dass sie die Fähigkeit haben, einen Menschen mit Infrarot aufzuladen.

Das für uns sichtbare Licht des Regenbogenspektrums nimmt unser Körper zum Beispiel über die Haut auf und nutzt es für die Produktion von Vitaminen. In der Farbtherapie wird mit den unterschiedlichsten Farben gearbeitet. In der Geistheilung spielt das sichtbare Licht jedoch eine eher untergeordnete Rolle. Es wird hauptsächlich als Orientierung bei der außersinnlichen Wahrnehmung benutzt.

Beim Geistigen Heilen wird meistens mit kurzwelligem, unsichtbarem Licht aus dem ultravioletten Bereich gearbeitet. Forschungen haben ergeben, dass unsere Zellen im Frequenzbereich dieses violetten Lichts kommunizieren. Auf der wohl vollkommensten Ebene des Lebens in uns sind Biophotonen am Werk, deren Wirkungsfeld bislang noch nicht genau erklärt werden kann. Hier, in diesen kurzwelligen elektromagnetischen Schwingungen, pulsiert für uns unsichtbar der höhere Anteil unseres Bewusstseins.

Ein Geistheiler, dessen Stärken auf dieser Ebene liegen, ist in der Lage, die gesamte Struktur des Biophotonenfeldes anzuregen und zu verändern und somit die Biochemie des betreffenden Menschen zu beeinflussen.

Geistheilung ist Lichtheilung und findet in den Chakren statt. Frei übersetzt bedeutet das Sanskrit-Wort *Chakra* »Lichtrad« – wirbelndes oder sich drehendes Licht. Nach meiner Erfahrung gibt es jenseits des ultravioletten Bereichs noch weitere, höhere und sogar unendlich schnelle Schwingungen, die für die Übertragung von Informationen genutzt werden. Ich glaube sagen zu können, dass die Übersetzung dieser Informationen in dem Bereich stattfindet, in dem die Biophotonen schwingen. Anders ist der hohe Wirkungsgrad der Heilung mit Chakrenenergie nicht zu erklären.

Können Sie über diesen höheren Schwingungsbereich noch mehr sagen? Handelt es sich dabei um göttliche Energie?

Zu diesem Thema kann ich nur aufgrund meiner Kontakte zur Geistigen Welt etwas sagen. Naturwissenschaftliche Forschungsergebnisse liegen kaum vor, aber umso mehr wissen wir aus Berichten medialer Menschen und aus Beschreibungen von Erlebnissen, die im Grenzbereich des Tagesbewusstseins, zum Beispiel während einer Astralwanderung, gemacht wurden. Also dieses göttliche Licht …

Ich habe immer versucht, meine subjektiven Erfahrungen mit dem Astralwandern oder außersinnlichen Erlebnissen möglichst objektiv wiederzugeben. Ob mir das gelungen ist, weiß ich nicht, aber ich bin mir sicher, dass es ein Bewusstsein außerhalb unseres Bewusstseins gibt. Von dieser alles überragenden Intelligenz empfängt jeder mediale Mensch seine Botschaften. Wir mit unserem einfachen, ganz auf die Welt der Erscheinungsformen ausgerichteten Bewusstsein haben allerdings Schwierigkeiten, das höhere Bewusstsein zu interpretieren. Vielleicht werden wir nie ganz verstehen, was es mit der Geistigen Welt und Gott auf sich hat, solange wir hier auf Erden sind. Doch eins ist sicher: Wir bekommen jede nur »erdenkliche« Hilfe aus diesem Bereich.

Ein Gesetz der Harmonik besagt, dass jede Schwingung Obertöne bildet. Die Schwingungen verdoppeln sich von

Oktave zu Oktave und verlieren sich schließlich in Raum und Zeit. Wenn wir die immer höher schwingenden Frequenzen messen oder erklären wollen, kommen wir an unsere Grenzen, weil unser menschliches Denken eine Barriere bildet, ähnlich wie bei den Begriffen Unendlichkeit und Ewigkeit. Wir können uns solche Konzepte einfach nicht veranschaulichen. Auf meinen Astralreisen in höhere Regionen, in Bewusstseinssphären, in denen ein Dialog mit Astralwesen möglich ist, erfuhr ich, dass sich sämtliche elektromagnetischen Schwingungen immer weiter fortpflanzen, bis sie den Status »unendlich schnelle Schwingung« erreicht haben.

Diese Schwelle zwischen erklärbaren und nicht mehr erklärbaren, unendlich schnellen Schwingungen trennt unsere physikalische Welt vom Weltengeist. Wenn irgendwann alle Schwingungen unendlich schnell sind, werden Raum und Zeit aufgehoben im ewigen Jetzt.

Würde sich jede Information aus unserer Welt aufschwingen bis in das ewige Jetzt, in dem es weder Raum noch Zeit gibt, wäre in der Geistigen Welt alles, was geschah und noch geschehen wird, längst vorhanden. Und wenn das ewige Jetzt Gott ist, wäre Gott zu jeder Zeit und an jedem Ort präsent. Oder wie wir es sagen: »Gott sieht alles. Er ist der All-Einige.«

Aus dieser unendlich schnellen Schwingung, aus dem ewigen Jetzt, aus der Einheit, werden sämtliche Schöpfungsgedanken auf Untertonreihen in unsere Welt getragen. Ein Teil jener Welt der schöpferischen Ideen Gottes ist das Leben, der geistige Teil in uns, ein sinfonisches Klingen.

Sie haben von Astralreisen gesprochen. Kann man das erlernen und kann man aus dem Astralen heilen?

Nach allem, was ich über das Astralreisen gelesen hatte, war ich früher der Ansicht gewesen, es sei nur wenigen Talentierten vorbehalten. Dann erfuhr ich, dass einige australische Forscher mithilfe bestimmter Bewusstseinseinstellungen und Energieübertragungen jedem vierten Menschen zu einer außerkörperlichen Erfahrung verhalfen. Wir haben diese Methode in das Ausbildungsprogramm unserer *Schule der Geistheilung* aufgenommen und bekamen die Bestätigung, dass es nicht nur möglich ist, das Astralwandern zu erlernen, sondern auch, auf der Astralebene geistige Heilweisen anzuwenden, und zwar mit großem Erfolg. Den Begriff Astralreise halte ich für ein wenig irreführend. Für mich sind es Seelenreisen. Jener Teil unseres Gesamtbewusstseins, der zwischen dem Geist und der Materie vermittelt und den wir allgemein der Seele zuordnen, ist in der Lage, sich aus diesem Verbund zu lösen. Dies kann nach einem Schock, bei Verletzung und Operationen geschehen oder in einem meditativen Zustand, womöglich auch in bestimmten Schlafphasen. Erstaunlich an diesem vom Körper abgenabelten Zustand sind drei Tatsachen:

- Alle fünf Sinne sind aktiv, am deutlichsten ausgeprägt das Sehen und das Hören.
- Das Denken ist teilweise aktiv. Es kann bestimmte Wünsche äußern, ist aber nicht mehr in der Lage, den Körper bewusst zu steuern. Wir befinden uns in einer anderen Wirklichkeit.
- Raum und Zeit sind nicht mehr vorhanden. Mit der größten Selbstverständlichkeit geht das Seelenbewusstsein durch Wände und kann von der Materie nicht aufgehalten werden.

Der schwierigste Aspekt der außerkörperlichen Erfahrung ist die Zeitlosigkeit. Denkt man in diesem Zustand »Ich will nach New York oder zum Mond«, ist man sofort dort. Das ist am Anfang verwirrend. Jeder noch so kleine Wunsch, der ganz nebenbei wie ein Gedankenblitz auftaucht, verwirklicht sich. Wenn der losgelöste Seelenanteil nicht ganz ruhig und gelassen ist, verwirren ihn die vielen, von Wünschen und Gedanken ausgelösten Eindrücke. Das hat zur Folge, dass die außersinnlichen Eindrücke ausgeblendet werden und die Reise wieder im Körperbewusstsein endet.

Mit viel Übung und Erfahrung kann dieser Zustand stabilisiert werden, und ein festes Programm ohne Ablenkung wird möglich. Dann kann die Seele einen anderen Menschen aufsuchen, dessen körperlichen Zustand erkennen und, wenn nötig, Heilkorrekturen vornehmen. Solche außerhalb der Materie vorgenommenen Veränderungen können bis in das Physische wirken. Es ist zwar möglich, von dieser Ebene aus zu heilen, aber man braucht dazu viel Erfahrung.

Nun könnte man einwenden, das Heilen mit Imagination, mit Gedankenkraft wirke doch auch. Warum dann erst eine Art Bewusstseinsspaltung herbeiführen?

Der Vorteil besteht einfach darin, dass der losgelöste Seelenteil in der Lage ist, einen Menschen zu sehen, als sei er transparent. Er kann Gedanken lesen, Schmerz, Not und Leid der Seele empfinden und direkt mit geistigen Kräften darauf einwirken. Eine Heilung von dieser Ebene bringt den gleichen Erfolg wie Heilanwendungen im Physischen. Es geht ja schließlich immer um die Anregung der unbewussten Selbstheilungskräfte. Das einzige Manko dieser Art zu heilen ist: Eine mündliche Beratung kann nicht erfolgen.

Woher haben Sie eigentlich Ihr umfassendes Wissen über die verschiedenen Behandlungsmethoden?

In den Jahren 1970 bis 1985 hatte ich in meinem »Zentrum für Lebenshilfe« Gelegenheit, viele Geistheiler, Gebetsheiler, Schamanen und Heilhypnotiseure bei der Arbeit zu beobachten. Gleichzeitig beschäftigte ich mich mit den neuesten Erkenntnissen aus der Bioenergieforschung.

In einer Arbeitsgruppe haben wir über längere Zeit die Methoden der Heiler gezielt auf die bekannten bioenergetischen Felder angewandt. Es stellte sich heraus, dass ein Heiler seine Fähigkeiten effektiver einsetzen kann, wenn ihm bewusst ist, in welchem Bereich des bioenergetischen Spektrums die Fehlfunktion liegt. Kennt ein Heiler die Wirkungsweisen der einzelnen Energiekomponenten und hat er gelernt, sich darauf zu konzentrieren, braucht er zum Heilen weniger Zeit und Kraft. Gleichzeitig stellte sich heraus, dass die geistigen Helfer der Heiler deren Spezialisierung unterstützten. Die vielen bioenergetischen und geistigen Heilmethoden zeigen ihre jeweils spezielle Wirkung vor allem dann, wenn es gilt, die Anwendungen der Medizin und der Naturheilkunde zu unterstützen.

An dieser Stelle möchte ich betonen, dass unsere Methoden weder die Schulmedizin noch die Naturheilkunde ersetzen können. Wenn ein Klient auf Behandlungen der körperbezogenen Medizin nicht anspricht, und das entgegen aller Erfahrungen des Arztes, kommt die Erkrankung höchstwahrscheinlich aus einem Bereich, den die Heilmittel nicht erreichen beziehungsweise gar nicht erreichen können, weil ein Problem der Seele vorliegt. Lassen Sie mich dies nun an einem Fallbeispiel verdeutlichen.

Eine sechzigjährige Frau sprach mich nach einem Vortrag an und fragte, ob Geistheilung auch bei Pilzerkrankungen helfen könne. Sie war schon seit drei Jahren in Behandlung. Die Pilzmittel, die sie bekam, halfen zwar, aber wenn sie sie absetzte, kamen die Pilze in Kürze wieder.

Wegen der starken Nebenwirkungen durften die Mittel nicht über längere Zeit genommen werden. Sie hatte herausgefunden, dass es, wenn sie die Pilzmittel absetzte und dann nur noch Rohkost aß, einige Monate dauerte, bis der Pilz wiederkam. Auf diese Weise hatte sie in den drei Jahren schon dreißig Kilo abgenommen und war jetzt sowohl mit den Nerven als auch körperlich am Ende.

Die energetische Untersuchung ergab ein blockiertes Immunsystem und ein Sakralchakra, dessen Leistung auf 30 Prozent gesunken war. Es gab keine Verbindung zwischen Sakralchakra und Stirnchakra. Daraufhin prüfte ich bei ihr den Lebenskalender und fand einen unerlösten Konflikt, der sich fünf oder sechs Jahre zuvor zugetragen hatte.

Pilzerkrankungen sind auch mit den Möglichkeiten der Geistheilung schwer zu heilen. Ich musste mir also ein genaues Bild von der Ursache der Erkrankung machen und meine Eindrücke so exakt wie möglich an meinen Geistführer vermitteln. Das äußerst schwache zweite Chakra wies auf mangelnde Vergangenheitsbewältigung hin – nicht vergessen können, nachtragend sein – und auf der Körperebene auf einen schwachen Säure-Basen-Haushalt. Die nicht vorhandene Verbindung zum Stirnchakra zeigte an, dass keine Gedanken in Richtung Vergangenheitsbewältigung gingen. Das blockierte Immunsystem konnte die Ausbreitung der Pilze im Körper nicht verhindern, und weil keine anderen Erkrankungen, zum Beispiel Infektionen, vorlagen, zeigte die Schwäche in der Abwehr einzig das Pilzgeschehen an. Nach Aussagen von Louise L. Hay, Autorin des sehr empfehlenswerten Büchleins *Heile deinen Körper*, ist dies ein Hinweis auf die Weigerung, die Vergangenheit loszulassen. Das Heute wird vom Gestern beherrscht. Diese Aussagen deckten sich mit meiner Energiediagnose.

All diese Eindrücke vermittelte ich nun »nach oben« und bat um Aufklärung bezüglich der Ereignisse, die vor fünf oder sechs Jahren geschehen waren. Nachdem ich die Löschung im Lebenskalender vorgenommen hatte, stärkte ich das Sakralchakra und das Immunsystem mit Chakrenenergie, und zwar so, wie es mir übertragen wurde. Danach waren alle Energiefelder in guter Verfassung und ich bat die Klientin, sie möge das Medikament, das ihr für kurze Zeit geholfen habe, noch einmal nehmen und ganz normal essen. In dem anschließenden Gespräch erfuhr ich, dass sie in den von mir angegebenen Jahren ein riesiges Problem gehabt hatte. Sie war Besitzerin eines Konfektionsbetriebs gewesen und hatte damals wegen der guten Auftragslage einen leitenden Mitarbeiter eingestellt. Dieser hatte sich innerhalb eines Jahres heimlich mit einem eigenen Betrieb selbstständig gemacht und alle Kunden mitgenommen, sodass ihr Betrieb schließlich vor dem Aus stand.

Ein Vierteljahr später traf ich sie wieder und war erfreut zu hören, dass alle Pilze waren weg und sie schon einige Kilo zugenommen hatte.

Sie sprachen vorhin über gestörte Zellregeneration. Wie erkennt ein Heiler, dass eine solche Störung vorliegt und was ist deren eigentlicher Hintergrund?

Unser physischer Körper wird von verschiedenen, ständig ablaufenden Prozessen am Leben erhalten.

Einer davon ist die Zellregeneration, die – so »sehe« ich es – der Seele unterliegt. Will man den Grad an Präzision beurteilen, mit dem Zellteilung und Regeneration vonstatten gehen, stehen einem vonseiten der Naturwissenschaften kaum verlässliche Daten zur Verfügung. Sensible bis mediale Menschen haben jedoch die Möglichkeit, mit dem Biotensor oder dem Pendel Daten zur Zellregeneration zu erfassen.

Ist der Heiler zusätzlich hellsichtig und mit einer Art »Röntgenblick« begabt, steht ihm eine weitere Möglichkeit der direkten Beurteilung zur Verfügung. Menschen mit außersinnlicher Wahrnehmungsfähigkeit und einer entsprechenden Ausbildung sind in der Lage, materielle und energetische Muster zu erkennen, und dazu gehört auch die Dynamik der Zellregeneration. Dies ist ein sehr wichtiger Bereich ...

Wenn ich deren Qualität beurteilen möchte, muss ich meine Wahrnehmung auf die Ebene einstellen, auf der sich das Geschehen abspielt. Es ist, sehr vereinfacht dargestellt, wie bei einem Radio, auf dem ich, je nach Einstellung, empfangen kann, was von einem Langwellen-, einem Kurzwellen- oder einem Ultrakurzwellen-Sender gesendet wird.

Wenn wir das als Gleichnis nehmen, wäre der Körper der Langwellen-, die Seele der Kurzwellen- und der Geist der Ultrakurzwellen-Sender. Mangelnde Zellregeneration kann von jedem dieser drei Sender ausgehen.

Leidet der Körper unter Mangelerscheinungen oder Vergiftungen, so wird dies auf Langwelle (Körper) gesendet, um im Gleichnis zu bleiben. Schalte ich mein Radio, also meine Wahrnehmung auf Kurzwelle (Seele), empfange ich hier vielleicht nur verzerrte Töne oder unverständlichen Wortsalat, also eine deutliche Abweichung vom Normalen.

Das ist sogar in neunzig Prozent aller Fälle so, weil die Zellregeneration von der Seele gesteuert, also sozusagen auf Kurzwelle gesendet wird. In seltenen Fällen ist der Ultrakurzwellen-Empfang gestört. Das würde dann bedeuten, dass der Verursacher im Geist zu finden ist, zum Beispiel in Form eines frühzeitigen, gestörten Alterungsprozesses.

Hat ein Heiler erkannt, dass es Komplikationen mit der Zellerneuerung und dem Zellwachstums gibt, kann er einen Vergleich mit der Region des Körpers anstellen, die durch Krankheit oder Fehlfunktion geschwächt ist, und prüfen, ob die Heilung oder Selbstregeneration hier tatsächlich durch mangelhafte Zellregeneration beeinträchtigt wird.

Geprüft werden sollten vor allem ...

- das Herzchakra,
- die Verbindungen zwischen Herz- und Milzchakra,
- das Scheitelchakra und seine Verbindungen zum Herzchakra,
- die Meridiane, vor allem der Gelenk- und der Organdegenerationsmeridian.

Der Hauptgrund für eine mangelhafte Zellregeneration ist die Unwissenheit der Seele, die mit den Umständen und Bedingungen des Lebens oder Überlebens in einem Körper nicht mehr klarkommt. Wenn Not, Sorgen und Verzweiflung die seelische Grundkraft aufzehren, bleibt nicht mehr genügend Energie, um die Billionen von Körperzellen zu überwachen und bestmöglich zu regenerieren.

Kann denn wirklich jede Krankheit mit geistigen Heilweisen erfolgreich behandelt werden?

Um diese Frage zu beantworten, möchte ich auf die Ergebnisse einer Langzeitstudie verweisen, die mit englischen Heilern durchgeführt wurde. Untersuchungen der Heilergebnisse, die sie in mehr als dreißig Jahren erzielt hatten, ergaben, dass praktisch jede Krankheit schon einmal mit den Methoden der Geistheilung geheilt worden war. Fazit der Studie: Mit der Geistheilung ist jede Krankheit heilbar, aber nicht bei jedem Menschen, weil es sehr viele unheilvolle Menschen gibt.

Geistheilung ist, wenn sie wirkt, Gnade oder zumindest ein Geschenk, weil ein Heiler, eine fremde Person also, die Heilinformation überbringt. Dieses Informationsgeschenk kann für den Empfänger aber nur dann von Nutzen sein, wenn dieser die Information versteht oder zumindest willens ist, das Geschenk anzunehmen. Jeder Mensch ist auf Vollkommenheit ausgerichtet, doch damit diese auch verwirklicht werden kann, müssen bestimmte Voraussetzungen erfüllt sein. Selbsterkenntnis und Selbstverwirklichung sind die wichtigsten Meilensteine auf dem Weg zur Vollkommenheit. Aber es gibt auch viele Hürden auf diesem Weg, die überwunden werden müssen. Zum Beispiel folgen sehr viele Menschen einem aus ihrem Innern kommenden, konservativen Impuls, der ihnen rät, alles beim Alten zu lassen.

Ein großer Teil aller Heilbemühungen scheitert an solchen inneren Sperren. Deswegen ist es sehr wichtig, dass der Kranke mitmacht. Das gilt übrigens für alle therapeutischen Maßnahmen, auch für schulmedizinische. Leider hören sehr viele Menschen in dem Moment auf, etwas für ihre Gesundheit zu tun, in dem sie vom Arzt ein Rezept erhalten.

Hilft Geistheilung auch bei Tieren und Pflanzen?

Tiere und Pflanzen sind Lebewesen und unterliegen genau wie der Mensch geistigen Gesetzen. Auch wenn sie in der Gemeinschaft aller Lebewesen andere Aufgaben haben als der Mensch, beziehen sie ihre Lebensberechtigung aus derselben Quelle, der alles Leben entspringt. Somit kann die Lebensqualität aller Lebewesen durch geistige Heilinformation angehoben werden. Erfahrene Heiler wissen, dass Tiere und Pflanzen leichter und oft auch sehr viel effektiver geheilt werden können als Menschen. Ich selbst hatte meine ersten unerklärlichen Heilerfolge bei Pflanzen und Tieren.

Sie behaupten in diesem Buch immer wieder, dass Geistheiler ansteckende Gesundheit vermitteln. Können Sie ein wenig genauer erklären, was Sie damit meinen?

Wir leben in einer Welt der Gegensätze. Für jeden Begriff gibt es einen Gegenbegriff. Wir wissen alle, dass es ansteckende Krankheiten gibt. Also muss es zwangsläufig auch so etwas wie ansteckende Gesundheit geben. Unter einer ansteckenden Krankheit können wir uns etwas vorstellen. Wir wissen zum Beispiel, dass es Mikroorganismen gibt, die von einem Menschen auf den anderen übertragen werden. Ist es bei ansteckender Gesundheit genauso? Sicher nicht, denn es gibt keine Keime, die von Mensch zu Mensch übertragen werden und Heilung bringen und Gesundheit wiederherstellen. Es gibt aber sehr wohl andere Mittel und Wege, um Heilsames von Mensch zu Mensch zu übertragen und Gesundheit zu fördern, Lachen zum Beispiel. Lachen kann ansteckend sein und Lachen fördert die Gesundheit. Oder positives Denken, Gesundheitsberatung, Heilhypnose und vieles mehr. Das sind wahrnehmbare, bewusste Aktivitäten, doch ich verstehe unter ansteckender Gesundheit noch etwas anderes.

In meinem Heilzentrum konnte ich feststellen, dass es Menschen gibt, die eine für mich nicht erklärbare heilsame Ausstrahlung haben. Weil ich wissen wollte, wie diese Ausstrahlung wirkt, machte ich entsprechende Untersuchungen. Ich begann mit Messungen am wartenden Klienten, und zwar mit Geräten, wie man sie aus der Bioresonanztherapie kennt. Außerdem fertigte ich Kirlianfotografien an und führte Blutdruckmessungen durch. Das alles machte ich mehrmals – bevor der Heiler das Haus betrat und als er im Haus war, aber noch keinen Kontakt mit den Klienten aufgenommen hatte. Bei einigen Klienten veränderten sich die Werte bereits in dem Moment in die richtige Richtung, in dem der Heiler das Haus betrat. Allerdings reagierten nicht alle Klienten völlig unbewusst auf die Ausstrahlung des Heilers, und dieses Phänomen war auch nicht bei allen Geistheilern zu beobachten. Man kann also davon ausgehen, dass es Menschen gibt, die Heilausstrahlungen außersinnlich empfangen können, genauso wie es Heiler gibt, die solche aussenden. Ich beobachtete jahrelang und führte unzählige Messungen durch, bis die ersten akzeptablen Erklärungen vorlagen.

Heiler, die sich in der Meditation oder im Gebet auf den Ort und den Zeitraum der Behandlung einstimmten, hatten eine höhere Ausstrahlung und demnach auch bessere Heilerfolge. So etwas Ähnliches hatte ich erwartet, doch das allein konnte es nicht sein, denn es gab auch Heiler, die eine heilende Ausstrahlung hatten, ohne sich in irgendeiner Weise vorbereitet zu haben. Und dann waren da noch die Klienten, deren Messwerte gleich blieben, obwohl sie geheilt wurden.

Schließlich sollten mich meine eigenen Erfahrungen zu weiteren Erklärungen führen. An dieser Stelle danke ich meinem damaligen Lehrer, verschiedenen Heilern und meinen beiden wichtigsten Geistführern, die mir geholfen haben, bestimmte Wirkungsweisen der Geistheilung erklärbar zu machen. An erster Stelle ist die Verbindung zwischen dem Heiler und seinen geistigen Führern zu nennen. Wenn ich mich innerlich auf Heilung einstelle, entsteht eine starke Verbindung zwischen mir und meinen Helfern, die verschiedene Reaktionen in mir auslöst. Alle meine Chakren werden aufgeladen und zu hoher Vollkommenheit gebracht. Defizite in einzelnen Chakren, die vorher vielleicht vorhanden waren, werden sofort ausgeglichen. Dies führt dazu, dass ein Heiler, der gerade selbst kränkelt oder sich schwach fühlt, seine kranke Ausstrahlung nicht übertragen kann, weil die Geistige Welt dafür sorgt, dass nur gesunde Informationen übertragen werden. Wenn wir in der *Schule der Geistheilung* über diesen Vorgang sprechen, nennen wir ihn Einstimmung. Ein Heiler, der sich mit seinem ganzen Bewusstsein auf Heilung einstellt, erhält sofort eine Dusche der Vollkommenheit.

Die Hilfe aus der Geistigen Welt ist aber noch weit umfangreicher. Ich habe schon öfter erlebt, dass ich das Leiden eines Klienten spürte, noch bevor er den Praxisraum betrat, während sämtliche Heilenergien in meinen Händen und Chakren in aktiver Wartehaltung waren. Selbst wenn ich den Klienten noch nie gesehen hatte und vorher auch nicht wusste, welche Krankheiten er mitbringt, konnte ich oft sagen: Jetzt kommt jemand mit Knieschmerzen oder mit einem kranken Magen. Im täglichen Leben konnte ich solche Vorhersagen natürlich nicht machen. Nur wenn ich mich geistig auf Heilung einstellte, bekam ich diese Visionen. Immer wieder fragte ich meine geistigen Führer: »Was geschieht mit mir, während ich mich auf Heilung einstimme? Ist es ein ähnliches Phänomen wie bei einer Trance?« Weil ich keine brauchbaren Erklärungen fand, nutzte ich meine bewährte Formel »Ich möchte wissen, um zu helfen« und führte mit meinen Geistführern folgenden Dialog:

Seit Jahren deiner Zeitrechnung haben wir eine feste geistige Verbindung. Wenn du an Heilung denkst oder Heiltermine planst, gehen wir mit dir einen energetischen Kontakt ein. Du kannst diesen Vorgang mit der Betätigung eines Lichtschalters vergleichen. Du denkst an Heilung und schaltest nur ein, wir sind immer in Standby-Position.

»Ich wüsste aber sehr gern, was dabei in mir geschieht. Kannst du es mir so erklären, dass ich es auch verstehe?«

Dir ist bisher bewusst, dass Heilung mit unserer Hilfe – also geistig – über deine Chakren und deine Aufmerksamkeit fließt. Deine Gedanken und Wünsche dirigieren den Heilstrom. Bevor wir Heilenergie schicken, brauchen wir ein Bild von dem Empfänger, seiner seelischen Struktur und den Problemen, mit denen sein Bewusstsein belastet ist. Normalerweise erfahren wir diesen Zustand durch deine Einfühlungsdiagnose. Wenn du mehrere Klienten hintereinander behandeln möchtest, arbeiten wir von unserer Seite aus vor. Weil wir nicht wie du an die Zeit gebunden sind, wissen wir natürlich, welche Menschen an einem bestimmten Tag zu dir kommen werden.

Du richtest dich auf Heilung ein, aktivierst die Verbindung zu uns, und wir schicken dir, wenn wir es für richtig halten, vorab eine Grundstruktur des Klienten, der als Nächster drankommt. Wir sind jederzeit in der Lage, über die präsente Heilenergie deine außersinnliche Wahrnehmung zu verstärken. Erinnerst du dich? Du hast seit Langem erkannt: Wenn du an einem Heiltag mehrere Klienten hast, geht alles schneller und für dich auch leichter.

Das stimmt tatsächlich. Die treffsichersten und schnellsten Diagnosen kann ich immer dann stellen, wenn viele Klienten auf mich warten. Wenn ich früher in einer fremden Praxis arbeitete, bat ich immer darum, die Termine mit den schwierigsten Klienten ans Ende zu setzen, denn je länger ich an ein und demselben Tag heilerisch tätig war, desto stärker wurden meine Heilfähigkeiten, und oft war ich am Abend so aufgeladen, dass ich noch Stunden später keine Müdigkeit verspürte. Diese von meinen geistigen Helfern hervorgebrachte Einstimmung auf Heilung wurde auch von den Klienten wahrgenommen, und selbst wenn ich an unserer *Schule der Geistheilung* Heilungen zu Demonstrationszwecken durchführe, ist die höhere Energiedichte für alle Anwesenden deutlich spürbar.

In einem derart »aufgeladenen« Zustand ist die Fokussierung auf ein Krankheitsbild so stark, dass die Heilung mitunter schon während der Diagnosestellung eintritt. In meinen Kursen habe ich bereits mehrmals erlebt, dass während Klienten beispielsweise wegen ihrer Magenschmerzen behandelt wurden, Kursteilnehmer, die ebenfalls unter Magenschmerzen litten, allein durch ihre Anwesenheit von diesen erlöst wurden. In einem erstaunlichen Fall ging es um Raucherentwöhnung. Mit drei weiteren Heilern hatte ich vier Raucher behandelt. Das Ritual war so wirksam, dass mehrere anwesende Raucher, ohne dass sie selbst angesprochen worden wären, mit dem Rauchen aufhörten.

Solche und ähnliche Heilungen, die sich wie »nebenbei« einstellen, kommen durch eine energetische Ausstrahlung zustande, die ich »ansteckende Gesundheit« nenne. Ansteckende Gesundheit entsteht, wenn der Heiler in eine andere Denk- und Handlungsweise eintaucht. Als Heiler sollen wir weder Menschen retten noch Krankheiten bekämpfen, sondern Partner der Gesundheit sein. Diese Partnerschaft besteht für einen Geistheiler vor allem in der spirituellen Verbindung zur Quelle aller Dinge. Fehlt dieser geistige Kontakt bei der Heilübertragung, reduziert sich die Behandlung auf ein paar Streicheleinheiten mit Beratung. Ein Geistheiler sollte sich darüber bewusst sein, dass es überflüssig ist, Krankheit zu bekämpfen, solange man Gesundheit fördern kann. Wenn das Denken, die Gefühle und der Glaube, einschließlich der Verbindung zu unseren geistigen Helfern in Liebe zur Gesundheit stehen, gibt es keinen Platz mehr für Krankheit.

Was ich oben als Ausstrahlung bezeichnet habe, konnte ich bei vielen Heilern beobachten, aber es lässt sich nicht erzwingen, sondern hängt grundsätzlich von der geistigen Seite ab. Je inniger die Beziehung, je liebevoller die Freundschaft zur Geistigen Welt ist, desto öfter wird diese machtvolle Energiebrücke entstehen. Doch es gibt noch eine Verstärkung. Sie kommt immer dann zum Tragen, wenn die physikalischen Gesetze aufgehoben werden, etwa bei einer Entmaterialisierung oder einer Materialisierung.

Was passiert denn eigentlich, wenn bei einer Heilung materielle Strukturen verändert werden?

Die Gesetzmäßigkeiten, die hinter einer Entmaterialisierung stehen, sind physikalisch nicht erklärbar. Geisteschirurgie ist eher selten, und es gibt nur wenig Heiler, die sie beherrschen. In meinem Heilzentrum war allerdings kurzfristig ein Heiler tätig, der dieses Wunder vollbringen konnte. Was genau geschah, wenn seine Hand schmerzlos in den Körper des Klienten eindrang, konnte er nicht beschreiben. Er sagte immer: »Es ist Gott mit seinen Helfern, die das machen. Ich bin nur ihr Diener.« Er gab aber eine erstaunliche Erklärung für den ganzen Vorgang ab: »Das Hineingreifen in den Körper ist nur eine Demonstration für ungläubige Klienten, die so ein Wunder brauchen. Wenn es um Auflösung von Gewebe geht, ist es einfacher, dies unsichtbar geschehen zu lassen. Wenn ich in den Körper eindringe, muss ich das Gewebe der Haut auflösen und es anschließend wieder materialisieren. Das ist eine doppelte Leistung. Das Gleiche gilt für eine Entnahme. Durch Auflösung wird Gewebe entfernt und dann in meiner Hand wieder materialisiert, damit die Öffnung sich wieder schließt. Die meisten meiner Behandlungen sind unsichtbar. Nur wenn Menschen von der Wirksamkeit der Geistheilung überzeugt werden müssen, geschieht es sichtbar. Diese ganzen Vorgänge und die Entscheidung darüber, ob sie so oder so ablaufen sollen, werden im Himmel beschlossen.«

Nachdem ich auch bei meinen eigenen Heilungen Entmaterialisierungen erlebt hatte und in keiner Weise erklären konnte, wie so etwas geschieht, fragte ich bei meinem Geistführer nach in der Hoffnung, von ihnen eine Erklärung zu bekommen. Sinngemäß erhielt ich diese Information: Geht es um Auflösung oder Erschaffung von Materie, brauchen meine Geistführer ihrerseits Hilfe von noch höheren Geistwesen, und zwar aus zwei Gründen: (1) Wenn stoffliche Veränderungen für Heilungen spontan notwendig sind, wird immer die karmische Bedingung geprüft. Die Zulassung für eine Materialisierung oder Entmaterialisierung kommt von höchster Ebene. Außerdem muss (2) ein »Fenster« geöffnet werden, durch das die geistigen Kräfte eintreten können, um die Modulation der Materie vorzunehmen, und dieses Fenster, so sagte mein Geistführer, könne er nicht öffnen.

Jedes Mal, wenn ich von meinem Geistführer etwas über die noch höhere Ebene wissen wollte, veränderten sich seine Durchsagen in der Weise, dass ich den Eindruck hatte, vor lauter Ehrfurcht wage er kaum darüber zu sprechen. Auf die Frage, ob diese Ebene das Gottesbewusstsein sei, sagte er, nein, es sei die Ebene der *Gesetzeshüter* oder *Karmafürsten*.

Wenn ich meine Empfindungen bei einem solchen Vorgang beschreiben soll – eine rationale Erklärung gibt es ja nicht –, tue ich mich schwer. Es bereitet mir Unbehagen, etwas erklären zu wollen, was ich selbst nicht begreife, und doch geschieht die Heilung mit meiner Hilfe. Soviel weiß ich jedenfalls: Wenn sich die höhere Ebene in einen Heilvorgang einschaltet, ist jedes Wollen, jede Absicht, ja selbst das Denken wie gelähmt. Tritt diese Kraft in mich ein, kleben meine aufgelegten Hände am Klienten und ich habe keine Möglichkeit, sie zu bewegen. Alles in mir ist wie erstarrt, bis auf ein Minimum an Empfindungen. Arbeite ich mit meinem Geistführer, kann es schon mal kleinere materielle Veränderungen geben, aber der ganze Vorgang ist spürbar und oft auch sichtbar –

außersinnlich. Meistens ist der stattfindende Heilungsprozess mit liebevollen Gefühlen verbunden, doch auf jeden Fall ist er in seiner Wirkung nachvollziehbar, ähnlich wie eine herzliche Begrüßung, wie eine Umarmung.

Ganz anders ist es, wenn die höheren Helfer meiner Helfer mitwirken. Dann fehlt jegliche Zuwendung. Ich kann nicht sagen, ob das einfach daran liegt, dass während eines solchen Heilvorgangs vieles in mir abgeschaltet wird. Es ist wie eine mathematische Formel, die durchgerechnet wird und ein Ergebnis bringt. Immer, wenn diese Kraft durchkam, war das Resultat den Umständen entsprechend so, dass es besser nicht hätte sein können. Obwohl ich mich über die Heilerfolge freute und dankbar dafür war, hatte ich doch immer das beklemmende Gefühl der völligen Machtlosigkeit. Niemals konnte ich meine Bitten und Wünsche vorbringen. Mein Bewusstsein stand abseits, stumm und regungslos. So schnell und ohne Vorwarnung, wie der Vorgang einsetzte, war er dann auch schon wieder vorbei. Angesichts derart unerwarteter Heilvorgänge verstand ich allmählich, warum meine Geistführer mit solcher Ehrfurcht über die Mächte sprachen, die solches bewirken konnten. Es gibt eben doch Dinge, die weit über das hinausgehen, was wir Menschen vermögen. Gleichzeitig liefern solche Heilerlebnisse einen Beweis dafür, dass es eine allmächtige Kraft geben muss, die wir Gott nennen. Die Erkenntnis, die ich aus diesen Erfahrungen gewonnen habe, ist: Für Gott ist alles möglich!

Nachwort

»Wie hat sich Ihr Leben durch das Geistige Heilen und seit der Veröffentlichung Ihrer Bücher verändert?« Das ist eine Frage, die mir immer wieder gestellt wird. Nun, zu den zutiefst segensreichen Veränderungen gehören auf jeden Fall die Begegnungen mit all den Menschen, die Erfahrungen mit jener Geistigen Welt gemacht haben, in der es weder Mangel noch Einschränkungen gibt. Ich weiß natürlich, dass es immer noch nur eine kleine Minderheit ist, die solche Erfahrungen macht, aber ich arbeite Tag für Tag bewusst daran, anderen zu ebendiesen Erfahrungen zu verhelfen und dadurch ihr Befinden entscheidend zu verbessern.

Die wichtigsten Veränderungen in meinem persönlichen Leben sind ein Resultat meiner Beziehung zur Geistigen Welt, zum göttlichen Bewusstsein, die mit der Zeit immer inniger wurde. Das hat zur Folge, dass auch mein Umgang mit anderen Menschen auf der ganz privaten Ebene freudvoller und befriedigender geworden ist. Und was die Partnerschaft fürs Leben angeht, so bin ich, während ich dies schreibe, im sechsten Jahr mit Anneli verheiratet, und wir haben bisher eine wunderbare Liebesbeziehung. Ich glaube, dass unsere Beziehung, selbst wenn ihre Form sich verändern sollte, immer ehrlich, fürsorglich, mitfühlend und liebend bleiben wird.

Unsere Energien haben dazu beigetragen, dass wir beide in einer besseren Verfassung sind als vor zehn Jahren.

Weil mich meine Frau Anneli in unserer *Schule der Geistheilung* so hervorragend unterstützt, besteht die Möglichkeit, dass ich noch weitere Jahre Lehrer, Berater und Heiler sein und die Fülle meiner Erfahrungen mit anderen teilen kann. Die Magie des Lebens wohnt in uns allen, und wir können an dieser Kraft teilhaben, wenn wir erfahren, wer wir wirklich sind: großartige, geliebte Wesen.

Teneriffa, im April 2007

Horst Krohne

Abschied von einer Großen Seele

Mit tiefem Schmerz und großer Traurigkeit muss ich mitteilen, dass Horst Krohne – der das voranstehende Nachwort vor achtzehn Jahren schrieb – kurz vor Veröffentlichung dieser Neuausgabe im gesegneten Alter von fast einundneunzig Jahren friedlich von uns gegangen ist, am 14. Januar 2025. Seine geliebte zweite Ehefrau Anneli war bereits im Jahr 2021 in eine lichtvollere Welt vorausgegangen. Wir standen gerade in der letzten Phase der Durchsicht dieses besonderen Werkes, in dem Horst so offen und vertrauensvoll wie nie zuvor – fast im Plauderton – über seine tiefen Kontakte zur Geistigen Welt und die Zusammenarbeit mit seinen Geistführern berichtet, als dies großartige und geliebte Wesen seine Kräfte verließen. Und ich überlegte während der Fertigstellung des Buches: Wie kann ich Horst Krohne, dieser Großen Seele, die den Menschen so viel gegeben hat, eine letzte große irdische Ehre erweisen? Mir fiel keine größere Ehre ein als eine Offenlegung meiner eigenen Erfahrungen mit ihm, einem Menschen, dem ich viel verdanke, beispielhaft für das, was er vielen anderen bedeutet hat, die ihn lange Zeit gekannt haben – und daher beginne ich mit diesem Bekenntnis: Meine Befähigung, die

Welt in energetischen und multidimensionalen Zusammenhängen zu sehen, als Wechselspiel aufeinander einwirkender Frequenzfelder, verdanke ich Horst, meinem Lehrer und väterlichen Freund für weit über zwanzig Jahre. Ich verdanke es seinem *Handbuch für Heilende Hände*, das mir in einer Buchhandlung auf den Kopf fiel. Erst kurz zuvor hatte ich mich für spirituelle Zusammenhänge geöffnet. Mir war bewusst geworden, dass meine große Liebe für spekulative und grenzwissenschaftliche Literatur damit zusammenhing, dass uns Menschen das grundsätzliche Wissen darüber, welche Fähigkeiten wir haben und wie unser Körper und Geist aufgebaut sind, vorenthalten wird. Und als ich Horsts Buch, das aus dem Regal über mir gefallen war, aufhob und zur Kasse trug, war dies der Beginn eines völlig neuen Lebensabschnitts, in dem durch Horst mein Verständnis über energetische Zusammenhänge und den Aufbau der Welt immer weiter wachsen sollte – aber das wusste ich damals noch nicht.

Als ich nun Horsts Buch verschlang, gefolgt von den anderen, die bis dahin erschienen waren, wurde mir sehr schnell klar, dass hier jemand sprach, der es gelernt hatte, mit den Energien, die unser Leben prägen, zu arbeiten. Aber Horst ging sehr pragmatisch damit um, er führte die Menschen mit einfachen Mitteln in die Heilung – durch sie selbst, ihr Energiesystem, ihre heilenden Hände. Das faszinierte mich. Ich ahnte, dass sich diese Heilarbeit auf das Bewusstsein auswirkte, beim Klienten wie beim Heiler. Sie zielte darauf ab, dass wir Menschen gesünder miteinander, mit der Welt und mit uns selbst umgehen, denn ohne die Weiterentwicklung von Bewusstsein und der jeweils eigenen Individualität konnte er sich eine gesunde Zukunft nicht vorstellen.

Zu jener Zeit – mehr als zwanzig Jahre ist es her – hielt Horst Vorträge über seine Forschungen und Heilerfolge in Frankfurt am Main. Ich wohnte nicht weit entfernt, und bei nächster Gelegenheit besuchte ich voller Neugierde einen solchen Vortrag. Den Höhepunkt bildete eine abschließende Heilbehandlung, für die sich das Publikum freiwillig melden konnte. Das tat ich. Deutlich spürte ich den Energiefluss durch die Meridiane. Zum ersten Mal nahm ich unser Lebenselixier wahr, das all unsere menschlichen Funktionen ermöglicht, ich nahm bewusst das in meinem Körper wahr, was wir Chi, Prana, Orgon, Pneuma, Lebenskraft nennen – fließende Energie, die uns aus dem Kosmos und dem Herzen der Erde erreicht. Ich erinnerte mich daran, dass ich mir einmal bei einer Lektüre draußen im Freien, vor einem Café, gewünscht hatte zu erfahren, was die Menschen in Bewegung hält, gefolgt von einem Stoßseufzer, und sogleich hatte ich bei einem vorbeikommenden Radfahrer die Gelenke aufleuchten sehen. Überall an seinem Körper sah ich gleichzeitig runde leuchtende Farbbälle an allen Gelenken, während er an mir vorbeiradelte, und nun hatte mir die Heilbehandlung einen Zugang dazu eröffnet – und ich begriff die Energie hinter diesen leuchtenden Bällen.

Meine Begeisterung war entfacht, und ich begann eine dreijährige Ausbildung an der *Schule der Geistheilung*, die physisch in Frankfurt am Main stattfand. Meine Lehrer waren zwei wundervolle Menschen, Sylvia und Franz Braum, die mir sämtliche Techniken, darunter Schulungen in Meditation, detailliert und mit größter Sachkenntnis vermittelten. Assistiert wurden sie von der hinreißenden Gerda Folz, die bei sich zuhause Übungsstunden abhielt, wenn man die frisch erlernten Techniken vertiefen und den Umgang mit dem Biotensor besser erlernen wollte. Horst konzentrierte sich zu der Zeit bereits auf die Ausbildung der fortgeschrittenen Heiler, hielt aber immer wieder auch Vorträge und Präsentationen in Frankfurt ab. Bei einer dieser Gelegenheiten schlug ich ihm vor, eine lange Rede von ihm, die er in Linz gehalten hatte und die auf CD vorlag, als Grundlage für ein Buch zu nehmen, das man durch einen F&A-Teil ergänzen könnte. Ich bin ihm heute noch dankbar, dass er damit einverstanden war, denn aus diesem Konzept wurde die Erstausgabe von *Neue Sicht des Geistigen Heilens*, das zweite Buch des kurz zuvor von mir gegründeten AMRA Verlags. Es erschien sehr erfolgreich im Mai 2006, und erlebte drei Auflagen, bis im März 2022 eine erweiterte Neuausgabe an seine Stelle trat, die um ein komplettes Buchmanuskript von Horst über »Sinn und Unsinn in der Geistheilung« ergänzt wurde. Für sein nächstes reguläres Buch *Geistheilung – Dialog mit der Seele* übernahm ich die redaktionelle Bearbeitung. Es erschien erst bei Allegria und liegt jetzt seit 2023 bei AMRA vor. Auch wegen der ersten Ausgabe der Zeitschrift *Heilspiegel* wandten sich Horst und seine Frau Anneli an mich. Sie kam noch im DinA5-Format und schwarzweiß heraus. Allerdings sind Zeitschriften doch etwas ganz anderes als Bücher, so dass es bei dieser einen Ausgabe im AMRA Verlag blieb.

Die Ausbildung zum Geistheiler, die ich dank Horst erleben durfte, war eine wilde, spannende und unglaublich lehrreiche Zeit, die mein Leben prägte. Der Sitz der Schule war damals in Langen, gerade einmal vierzehn Kilometer von Frankfurt entfernt. Bestandteil der Ausbildung waren immer wieder Präsentationen gewesen, bei denen Klienten unter

Horsts Leitung kostenlos von Schülern und ausgebildeten Heilern behandelt wurden. Nun gründete Horst in Langen eine stationäre Anlaufstelle, wo ebenfalls regelmäßig Behandlungen durchgeführt wurden. Gemeinsam mit dem großartigen Kollegen Burkhard Suhl, der später gemeinsam mit seiner reizenden Frau Renate ein Dozentenpaar der Schule bilden sollte, durfte ich dort zahlreiche Klienten behandeln. Ich erinnere mich noch gut an eine junge Frau, die wegen ihrer häufigen epileptischen Anfälle zu uns kam. Es gelang Burkhard und mir, sie drei Monate lang frei von epileptischen Anfällen zu halten, bis sie wegzog und wir den Kontakt verloren. Auch privat arbeitete ich nach der Ausbildung etwa zwei Jahre lang als Heiler und übte in meinem eigenen Behandlungsraum zuhause für Klienten erfolgreich die erlernten Krohne-Techniken aus. Als Horsts und Annelis Begleiter durfte ich das außerdem auf mehreren Präsentationen, die er in Deutschland abhielt, quasi »unter den Augen des Lehrers«. Zu dieser Zeit schickte mich Horst auch zu Veranstaltern, die sich für das Thema der geistigen Heilung interessierten, um dort Vorträge für die Schule zu halten – beim ersten Vortrag saß noch Burkhard im Publikum, aber es war wohl so gut gelaufen, dass ich die nächsten Male allein unterwegs war. In Langen hatte Horst eine wöchentliche F&A-Runde eingeführt, in der wir ausgebildete Heiler ihm Fragen zu aktuellen Behandlungen stellen konnten und er sehr viele Details über seine Techniken weitergab, die noch nicht in die offizielle Ausbildung oder gar in Bücher eingegangen waren. Er richtete einen Notfalldienst ein, bei dem wir bettlägerige und gebrechliche Menschen zuhause aufsuchten und behandelten. Wir waren in dieser Gruppe, deren Leitung Horst mir übertragen hatte, vier oder fünf Heiler meiner Generation, und zu zweit fuhren wir zu den Klienten, die telefonisch oder brieflich um Unterstützung gebeten hatten, aber nicht zu uns kommen konnten. Horst war stets im Hintergrund präsent, um aufkommende Fragen zu klären.

Nun bin ich aber ein Mensch, der eine Leidenschaft für das geschriebene Wort hat. Bücher waren von Kindheit an meine Welt, und als der AMRA Verlag Fahrt aufnahm, musste ich mich entscheiden. Wollte ich weiter als Heiler tätig sein, was ich mit sehr viel Begeisterung und Hingabe tat, oder den Verlag und sein spirituelles Programm ausbauen? Schweren Herzens entschied ich mich für den Verlag, weil ich auf diesem Weg mehr Menschen erreichen und in die Heilung bringen konnte als durch die Behandlung Einzelner. Heute weiß ich, dass ich damit nicht nur meinem Seelenplan folgte und meiner Führung entsprechend handelte, sondern auch, wie wichtig meine Ausbildung durch Horst für die Qualität all unserer spirituellen Veröffentlichungen ist. So wirkt Horst auch auf dieser Ebene weiter. Die praktische Arbeit mit Energie, die ich an seiner Schule erlernte, hat mir für mein ganzes Leben eine Sichtweise auf den multidimensionalen Aufbau der Welt eröffnet, durch die ich zweifelsfrei Wahrheit von Scharlatanerie unterscheiden kann, einfach durch die Öffnung meines Bewusstseins für die Geistige Welt.

Mein Kontakt zu Horst blieb weiterhin erhalten, und Horst verfolgte eindeutig die Entwicklung des AMRA Verlags hin zu einem der größten deutschen inhabergeführten spirituellen Verlage und zum größten deutschen Verlag für gechannelte Literatur. Als er mich im Dezember 2016 darauf ansprach, ob ich nicht sein neues Buch *Die Zwölf Pro-*

gramme des Bewusstseins veröffentlichen möchte, war das die Geburt einer neuen Form der Zusammenarbeit, die mir enorm viel Freude bereitete und nach wie vor bereitet. Sehr gerne nahm ich sein Angebot an, sein Hausverlag für seine künftig entstehenden Werke zu sein, und wir kamen überein, dass auch seine früheren Bücher, sobald sie wieder verfügbar sind, in durchgesehener und erweiterter Form bei AMRA neu herauskommen werden. Mit seinem Folgewerk *Ich möchte wissen, um zu helfen!*, das erstmals vollständig gechannelt war, hatte Horst bei AMRA gewissermaßen auch noch sein Outing, denn über Jahrzehnte hinweg war er stets bemüht gewesen, seine Heilmethoden so »seriös« wie möglich zu halten, und Botschaften aus der Geistigen Welt trugen dazu im Mainstream nicht unbedingt bei. Deshalb sprach er nicht oft über seine Geistführer, außer im vorliegenden Buch, das einige Dialoge zitiert, und nur Eingeweihte wussten, dass sie Lehmann und Oskar hießen. Vielleicht hat er durch AMRA gesehen, dass auch Channelings jetzt ein seriöses Publikum erreichen, und so folgten bis zu seinem Tod noch zwei weitere rein gechannelte Bücher, *Die Geistige Schöpfung des Lebens* und *Die Zwölf Dimensionen des Lebens.*

Irgendwann hat Horst den Sitz der *Schule der Geistheilung* in Langen aufgegeben und zog ganzjährig nach Teneriffa, aber wir blieben durch regelmäßige eMails, Telefonate und Zoom-Gespräche verbunden. Dabei entstanden auch mehrere Aufzeichnungen für den Online Channeling Kongress, der sich 2019 aus dem AMRA Verlag entwickelt hatte und an dem Horst sich Jahr für Jahr rege beteiligte.

Als Horst mich 2023 zu einem Heilerkongress auf die Insel einlud, war es mir eine große Ehre, daran teilzunehmen und

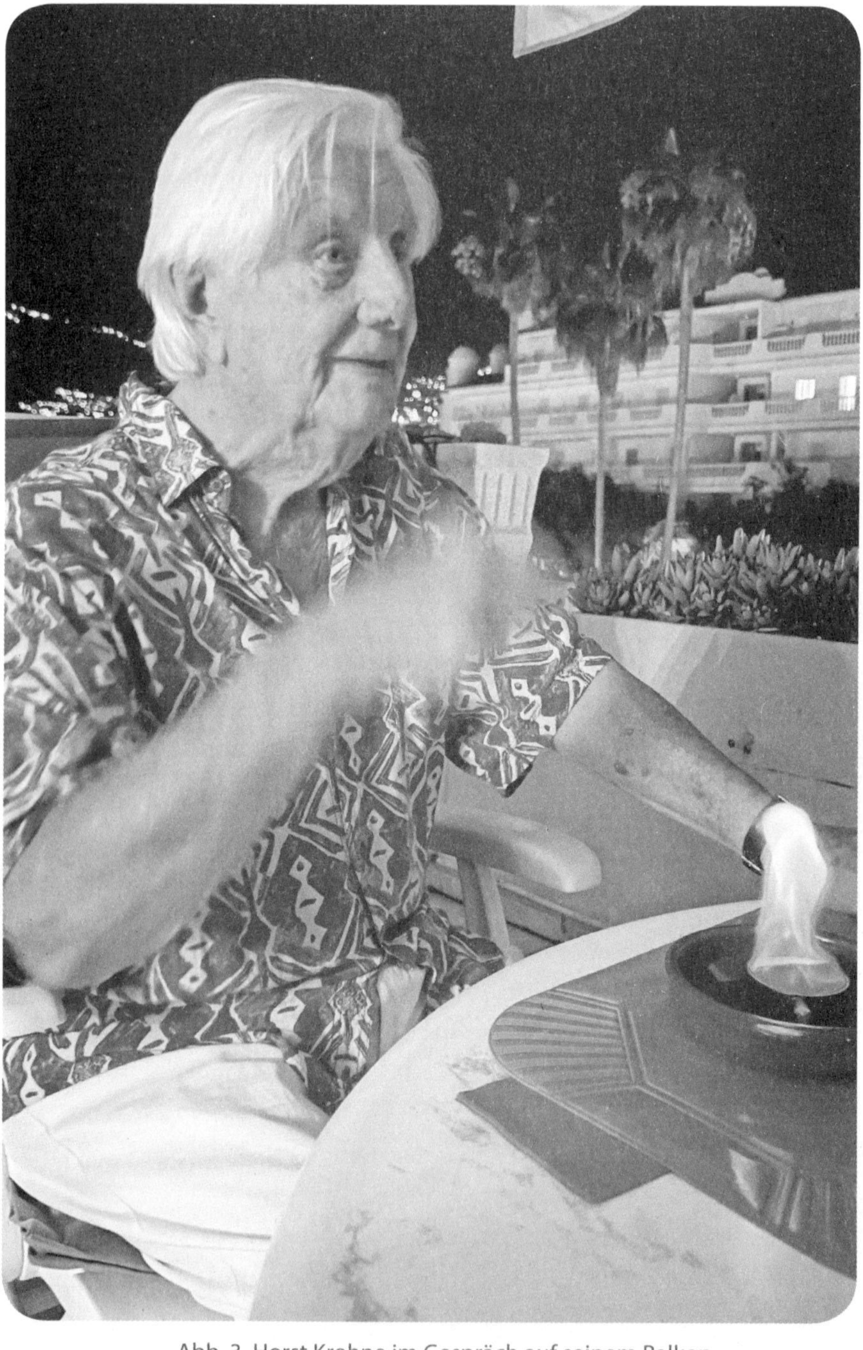

Abb. 3. Horst Krohne im Gespräch auf seinem Balkon

dort einen Vortrag zu halten über die zunehmende Offenheit gegenüber der Spiritualität unter den Menschen und meinen Weg durch die *Schule der Geistheilung* zum Verleger für spirituelle Literatur. Dort lernte ich auch die neue Generation der Dozenten der Schule kennen sowie seinen langjährigen Freund Jürgen Fliege, der ein Vorwort für sein letztes Buch *Die Zwölf Dimensionen des Lebens* beisteuerte, und es war mir eine Freude, zum Jahreswechsel 2024 noch einmal rein privat Horsts Zuhause auf Teneriffa zu besuchen, wo wir abends bei ihm oder in seinem Lieblingslokal um die Ecke viele vertraute Gespräche führten und ich Gelegenheit hatte, noch mehr Details über sein Leben und Werk zu erfahren, die nicht in seinen Büchern zu finden sind – etwa über die Riesenkürbisse, die er energetisch herangezogen hat.

All dies, seine Herzlichkeit und Weisheit, seine Fülle an Plänen, die er auch im hohen Alter noch ungebrochen umzusetzen entschlossen war, sein verschmitzter Humor, seine väterliche Freundschaft und die Vorliebe für einen ganz besonderen Brandy, der jahrelang in Fässern im Salzwasser vor Teneriffa lagert, wird mir immer in Erinnerung bleiben.

Nun, nachdem das Goldene Zeitalter begonnen hat und die Menschen sich langsam aber sicher in eine positivere Welt hineinbewegen, ist Horsts Seele am 14. Januar 2025 weitergezogen, um sich im multidimensionalen Raum der Welten neuen Aufgaben zu stellen, nach fast einundneunzig Jahren in dieser Inkarnation. Danke für deine Zeit als Heiler auf Erden, danke für dein Wirken und Sein als Mensch.

Wir werden wie vereinbart auch deine früheren Bücher wieder verfügbar machen und verfügbar halten, dein gesamtes Werk. Auch wenn dies kein Ersatz für *dich* ist.

Du wirst fehlen. Und niemand, der dir je begegnet ist, wird dich jemals vergessen. Genauso wenig wie dein Wissen, das du fünfzig Jahre lang zum Wohle der Menschen ausgearbeitet und in insgesamt sechzehn Büchern für die Nachwelt niedergeschrieben hast.

Wir werden dich vermissen, Horst.

Als Heiler und als Freund.

Danke für alles.

Michael Nagula
Inhaber des AMRA Verlags

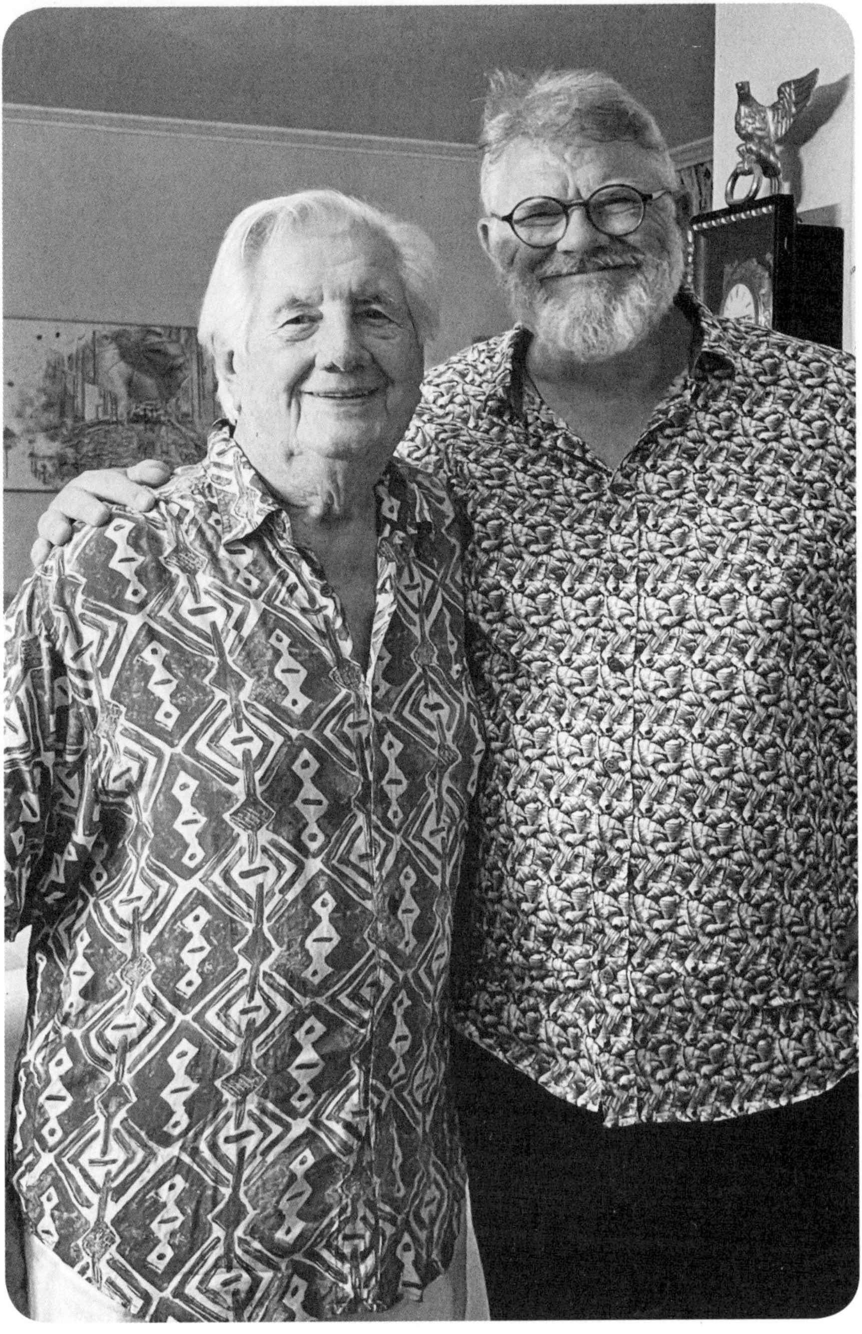

Abb. 4. Der Abschied – nach dem letzten Gespräch

Illustrationen & Fotos

Die Schule der Geistheilung

Die *Schule der Geistheilung nach Horst Krohne®* wurde 1998 gegründet. Das Ausbildungsprogramm umfasst mehr als zwanzig Heil- und Diagnosemethoden und bietet jedem Suchenden zahlreiche Möglichkeiten, seine Heilfähigkeiten und Talente weiter auszubilden und anzuwenden.

Beim Geistigen Heilen unterscheiden wir im Wesentlichen fünf verschiedene Bereiche:

1. *Heilen mit Gedankenkraft: mentales Heilen, Suggestion, Heilhypnose und Organsprache (siehe mein Buch Organsprache-Therapie).*
2. *Heilen durch Energieübertragung: Handauflegen, Meridian- und Aurabehandlung sowie die Behandlung und der Ausgleich von Chakren und Nebenchakren (siehe meine Bücher Heilende Hände und Die Schule der Geistheilung).*
3. *Mediales Heilen in Zusammenarbeit mit der Geistigen Welt, also mit Geistführern, Engeln und/oder Ärzten aus dem Jenseits, Gebetsheilung und Fürbitte.*
4. *Suchtbehandlungen sowie das Löschen von psychosomatischen Konflikten und traumatischen Erlebnissen.*

5. *Heilen mit außersinnlichen Diagnosen, die beim Klienten zu notwendigen Umstellungen in verschiedenen Lebensbereichen führen, und Anwendungen außerhalb der Geistheilung, zum Beispiel mittels der Radiästhesie oder Bettplatzsanierung, aber auch das Aufspüren von Unverträglichkeiten, belastendem Zahnmaterial und Umweltgiften bis hin zu physischen Blockaden (Wirbelverschiebungen). Hier ist es stets wichtig zu erkennen, wann andere Therapiemethoden zum Einsatz kommen sollten.*

Alle fünf Gebiete können miteinander kombiniert werden. Meistens ist dies sogar notwendig, um einen grundlegenden Genesungsprozess einzuleiten. In allen Bereichen müssen wir davon ausgehen, dass sich keine Heilung einstellen kann, solange der Verursacher der Krankheit nicht gefunden und aufgelöst wurde. Heilung ist immer die Lösung eines Konflikts, und das bedarf in der Regel einer ganzheitlichen Behandlung. Ganzheitlich bedeutet, den ganzen Menschen zu erfassen, in der Gesamtheit seiner Umwelt und Lebensweise. Diese Ganzheitlichkeit, die zur Heilung führt, will erkannt und erlernt sein.

Ein Heiler wächst mit seinen Erfahrungen in die Heilprozesse hinein und spürt erst bei der Arbeit mit dem Menschen, worum es wirklich geht. Mit den richtigen Methoden und einem guten Lehrer lässt sich der Weg abkürzen.

Schule der Geistheilung nach Horst Krohne®
Hannoversche Straße 36, D-31134 Hildesheim
Telefon +49 (0) 5121 1774407
www.Schule-der-Geistheilung.de
Office@Schule-der-Geistheilung.de

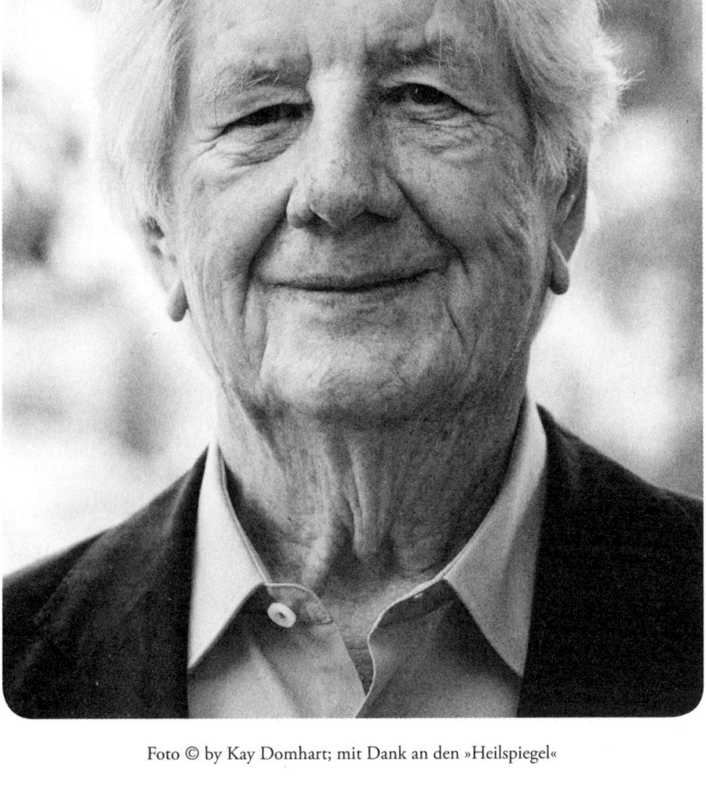

Foto © by Kay Domhart; mit Dank an den »Heilspiegel«

Horst Krohne,

Gründer der Schule der Geistheilung nach Horst Krohne®, entwickelte fünfzig Jahre lang ein wissenschaftlich fundiertes System, das jedem Menschen die Möglichkeit gibt, geistige Heilweisen zu erlernen und auszuüben. Der Erfolg seiner Lehrmethoden und seiner sechzehn erschienenen Bücher, darunter *Neue Sicht des Geistigen Heilens*, *Hausbuch der Geistheilung* und *Geheimnis Lebenskalender*, machten ihn zum angesehensten deutschen Geistheiler.

Nach einer Lehre als Feinoptiker für astronomische Instrumente/Spiegelteleskope mit Abschluss der Meisterprüfung erlernte der 1934 in Berlin Geborene auf dem zweiten Bildungsweg die Betriebs- und Verkaufspsychologie, der er eine Ausbildung zum Kosmobiologen und Astrologen sowie zum Radiästhesisten folgen ließ. Bereits 1970 stieg er aus dem Wirtschaftsleben aus und eröffnete das »Zentrum für Lebenshilfe« mit Hotel auf Teneriffa. Acht Jahre lang studierte er dort mit Heilern aus allen Kulturkreisen das Phänomen des Geistigen Heilens und begann 1985 in Deutschland, Österreich und der Schweiz mit seiner Lehrtätigkeit auf den Gebieten Radiästhesie, Heilmeditation und Geistiges Heilen. Durch seine eigene mediale Begabung und Chakra-Sichtigkeit gelang es ihm, bei vielen Menschen die Selbstheilungskräfte und heilerischen Fähigkeiten zu aktivieren. Seine Bekanntheit wuchs noch durch Fernsehauftritte im ARD, ZDF, auf RTL und ARTE. Einladungen als Referent führten ihn zu internationalen Kongressen und Messen und anderen Heiler-Veranstaltungen, wie den renommierten Basler PSI-Tagen.

Gemeinsam mit Ärzten, Psychologen und Psychiatern erarbeitete er das Lehrprogramm der *Schule der Geistheilung nach Horst Krohne®*, die er 1998 gründete und deren Programm schon seit Anfang der 2000er Jahre von Dozenten der Schule europaweit als Aus- und Fortbildung im Bereich der Geistheilung mit Abschlusszertifikat gelehrt wird. Mit Unterstützung seiner 2021 verstorbenen Frau Anneli, die ihm auch bei den Seminaren stets mit großem Engagement zur Seite stand, etablierte er den seit 2001 bestehenden jährlich abgehaltenen »Internationalen Heiler-Kongress« und rief 2006 das Fachmagazin der Schule, den *Heilspiegel*, ins Leben.

Horst Krohne verstarb mit fast 91 Jahren am 14. Januar 2025. Zehn Jahre zuvor hatte er noch die Horst-Krohne-Stiftung gegründet zur Förderung der Wissenschaft und Forschung auf dem Gebiet der alternativen Heilmethoden.

Heilervermittlung:
www.Schule-der-Geistheilung.de
Office@Schule-der-Geistheilung.de

Werkverzeichnis

zusammengestellt von
Michael Nagula & Sigrun Grabbert-Jeß

Bücher

1999 *Die Schule der Geistheilung*, Ansata • ISBN 978-3-7787-7202-7 [HC, vergriffen]

2001 *Das kleine Buch der Geistheilung. Symptome, Krankheiten und ihre Behandlung*, mit Gertraud Erlinger, Verlag der Buchhandlung Wrage, Hamburg • keine ISBN ausgewiesen [Broschüre, vergriffen]

2002 *Handbuch für heilende Hände. Das A-Z der Übertragung von Heilenergie*, Ansata • ISBN 978-3-7787-7223-6 [Paperback, vergriffen]

2003 *Organsprache-Therapie. Neueste Methoden der Geistheilung in Verbindung mit Aura und Meridianen*, Ansata • ISBN 978-3-7787-7238-6 [HC, vergriffen]

2003 *Die Schule der Geistheilung*, Ansata • ISBN 978-3-7787-7202-7 [Paperback, vergriffen]

2004 *Geheimnis Lebenskalender. Heilen mit dem Gedächtnis des Energiekörpers*, Ansata • ISBN 978-3-7787-7268-3 [HC, vergriffen]

2005 *Das Hausbuch der Geistheilung. Soforthilfe bei Alltagsbeschwerden, Unfällen und chronischen Leiden*, Ansata • ISBN 978-3-7787-7292-8 [HC, vergriffen]

2006 *Neue Sicht des Geistigen Heilens. Zur Behandlung psychosomatischer Erkrankungen*, AMRA • ISBN 978-3-939373-01-8 [HC, Vorwort von Anneli Krohne-Hösbacher, vergriffen, eBook weiterhin erhältlich]

2007 *Geistheilung ist ansteckende Gesundheit. Wie und warum Heilung durch Energie funktioniert*, Ansata • ISBN 978-3-7787-7328-4 [HC, Vorwort von Dr. Ernst Joachim Haas, vergriffen]

2009 *Geistheilung mit dem Lebenskalender. Wie Sie Belastungen und Blockaden aus dem Gedächtnis Ihres Energiekörpers löschen*, Heyne • ISBN 978-3-453-70122-9 [Tb, vergriffen]

2009 *Das Hausbuch der Geistheilung. Soforthilfe bei Alltagsbeschwerden, Unfällen und chronischen Leiden*, Heyne • ISBN 978-3-453-70132-8 [Tb, vergriffen]

2010 *Geistheilung – Dialog mit der Seele*, Allegria • ISBN 978-3-7934-2186-3 [HC, Vorwort von Antonie Peppler, vergriffen]

2011 *Heilende Hände bei Allergie. Mit Geistheilung Allergien überwinden*, Allegria • ISBN 978-3-54874-537-4 [Tb, vergriffen]

2012 *Geheimnis Lebenskalender. Heilen mit dem Gedächtnis des Energiekörpers*, Ansata • ISBN 978-3-7787-7473-1 [HC, vergriffen]

2012 *Organsprache-Therapie. Neueste Methoden der Geistheilung in Verbindung mit Aura und Meridianen*, Heyne • ISBN 978-3-453-70205-9 [Tb, vergriffen]

2012 *Handbuch für heilende Hände. Das A-Z der Übertragung von Heilenergie*, Ansata • ISBN 978-3-778-77461-8 [Tb]

2013 *Der Geist, der mich rief. Vom Wirken der göttlichen Kraft*, Ansata • ISBN 978-3-7787-7481-6 [HC, vergriffen; als Tb im Selbstverlag ohne ISBN für Schüler erhältlich unter Info@Schule-der-Geistheilung.de]

2013 *Geistheilung – Dialog mit der Seele*, Allegria • ISBN 978-3-54874-583-1 [Tb, Vorwort von Antonie Peppler, vergriffen]

2014 *Ansteckende Gesundheit. Die faszinierenden Chancen der Geistheilung*, Heyne • ISBN 978-3-453-70265-3 [Tb, Vorwort von Dr. Ernst Joachim Haas, vergriffen]

2018 *Die Zwölf Programme des Bewusstseins. Geistiges Heilen und der Sinn des Lebens*, AMRA • ISBN 978-3-95447-185-0 [HC, Vorwort von Silke & Volker Finger, Nachwort von Angelika Mayrhofer-Battlogg, auch als eBook]

2020 *Ich möchte wissen, um zu helfen! Wie mediale Durchgaben die Heilung unterstützen*, AMRA • ISBN 978-3-95447-442-4 [HC, auch als eBook]

2022 *Neue Sicht des Geistigen Heilens. Jede Krankheit ist heilbar*, AMRA • ISBN 978-3-95447-511-7 [HC, Vorwort von Anneli Krohne-Hösbacher & Horst Krohne, Neuausgabe mit doppeltem Umfang, auch als eBook]

2022 *Die Geistige Schöpfung des Lebens. Mediale Botschaften über die Entstehung der Welt*, AMRA • ISBN 978-3-95447-550-6 [HC, auch als eBook]

2022 *Das Hausbuch der Geistheilung. Soforthilfe bei Alltagsbeschwerden, Unfällen und chronischen Leiden*, AMRA • ISBN 978-3-95447-515-5 [HC, überarbeitete Neuausgabe, auch als eBook]

2023 *Geistheilung – Dialog mit der Seele*, AMRA • ISBN 978-3-95447-560-5 [HC, Vorwort von Antonie Peppler, überarbeitete Neuausgabe, auch als eBook]

2023 *Die Zwölf Dimensionen des Lebens. Wie das Universum und unser Bewusstsein aufgebaut sind*, AMRA • ISBN 978-3-95447-673-2 [HC, Vorwort von Jürgen Fliege, auch als eBook]

2024 *Geheimnis Lebenskalender. Heilen mit dem Gedächtnis des Energiekörpers*, AMRA • ISBN 978-3-95447-513-1 [HC, überarbeitete Neuausgabe, auch als eBook]

2025 *Geistheilung ist ansteckende Gesundheit. Wie Heilung durch geistige Energie funktioniert: Fakten – Hintergründe – Chancen*, AMRA • ISBN 978-3-95447-558-2 [HC, Vorwort von Dr. Ernst Joachim Haas, Nachwort von Michael Nagula; überarbeitete Neuausgabe, auch als eBook]

Bücher in Vorbereitung

2025 *Der Geist, der mich rief. Vom Wirken der göttlichen Heilkraft. Autobiografie eines Heilers*, AMRA • ISBN 978-3-95447-558-2 [HC, überarbeitete Neuausgabe, auch als eBook]

2026 *Heilende Hände bei Allergie. Mit Geistheilung Allergien überwinden*, AMRA • ISBN 978-3-95447-562-9 [HC, überarbeitete Neuausgabe, auch als eBook]

2026 *Die Schule der Geistheilung. Wie jeder Mensch das Geistige Heilen erlernen kann*, AMRA • ISBN 978-3-95447-552-0 [HC, Vorwort von den Dozenten der Schule; überarbeitete Neuausgabe, auch als eBook]

2027 *Organsprache-Therapie. Neueste Methoden der Geistheilung in Verbindung mit Aura und Meridianen*, AMRA • ISBN 978-3-95447-556-8 [HC, überarbeitete Neuausgabe, auch als eBook]

2027 *Handbuch für heilende Hände. Das A-Z der Übertragung von Heilenergie*, AMRA • ISBN 978-3-95447-554-4 [HC, überarbeitete Neuausgabe, auch als eBook]

CD-Aufnahmen

2004 *Selbstheilung durch Chakra-Meditation*, gesprochen von Horst Krohne, Ansata • ISBN 978-3-7787-7269-0 [CD, vergriffen]

2007 *Meridian Heilmeditationen*, gesprochen von Horst Krohne, Ansata • ISBN 978-3-7787-7340-6 [CD, vergriffen]

2008 *Farbmeditation*, gesprochen von Horst Krohne [Doppel-CD, Bezug über »Schule der Geistheilung«]

2008 *Chakrenmeditation*, gesprochen von Horst Krohne [CD, Bezug über »Schule der Geistheilung«]

2013 *»Ist Geistiges Heilen erlernbar?«, Vortrag auf dem 1. Internationalen Kongress für Geistiges Heilen am 21./22. April 2007 in Hannover*, Nymphenburger Verlagshaus [CD]

2022 *Meridianmeditation*, gesprochen von Horst Krohne [Doppel-CD, Bezug über »Schule der Geistheilung«]

Kartenset

2004	*Auroskop. Erkennen Sie Ihre Aura-Farben!*, Ansata • ISBN 978-3-7787-7261-4 [Kartenset, vergriffen]
2015	*Auroskop. Die Aura messen, deuten, harmonisieren*, Ehm Welk Buchhandlung • ISBN 978-3-9434-8731-2 [Kartenset, deutsch und englisch; Nachdruck ohne ISBN, Bezug über »Schule der Geistheilung«]

DVDs und Filme

2012	*Die Heiler – der Film*, mit Horst Krohne und anderen geistigen Heilern, Lanakila Film [DVD]
2013	*Horst Krohne. Ich möchte wissen, um zu helfen. Filmportrait eines großen Heilers*, Lanakila Film [DVD]
2014	*Burnout. Eine Chance zum Neubeginn*, mit Horst Krohne, Lanakila Film [DVD]
2014	*Schule der Geistheilung nach Horst Krohne. Die größte Geistheilerschule Europas*, Lanakila Film [DVD]
2019	*Die Übersinnlichen. Das geheimnisvolle Potenzial der Seele*, mit Horst Krohne, Mystica Filme [DVD]

Vergriffene Bücher von Horst Krohne sind im AMRA Verlag als überarbeitete Neuausgaben in Vorbereitung. Sie können sich über den Veröffentlichungsstand informieren, wenn Sie auf www.AmraVerlag.de im Suchfeld das Stichwort »Horst Krohne« eingeben.

Bei Fragen zu Inhalten der Bücher und anderen Produkten wenden Sie sich bitte an Info@Schule-der-Geistheilung.de.